# 医学原論（上巻）

## 医学教育　講義

瀬江千史　著

# まえがき

## （1）

医学体系の概説としての論文「医学の復権」を、一九八六年に『綜合看護』（現代社）に発表してから、約三十年を経て、ようやくにして念願だった『医学原論』を上梓することができた。

ここでこの書を手に取られた読者の中には、「医学原論とは何だろう。医学概論なら大学の講義にもあったし、そのような題名の書も見たことはあるのだが……」と、疑念を持った方もいるかもしれない。確かに本書の「医学原論」との題名は、少し解説が必要であろう。

実は二〇〇一年に刊行した、『看護学と医学（下巻）』（現代社）の副題が「医学原論入門」であったのであり、その書の「まえがき」に、次のように記しておいた。

では、「医学概論」と「医学原論」はどう違うのか。これについては上巻にも少し説いておいたが、簡単にいうと、「医学概論」が医学の各科に分かれている現状を論理的ないしは一般的にとらえかえして、それをsumming-upならぬZusammenfassungすることによって、医学そのものとしての全体像を体系化しながらおよそこのようなものと、わかりやすくいえばダイジェスト風に説くのに対して、「医学原論」とは、医学の本質レベルの一般性を、論理的体系性をふまえて、理論体系として、簡単には一般論をふまえながら、現象論・構造論として再構築しながら学問的レベルで説くものである。

もっといえば、医学概論が、医学生への学問としての医学の全体像としての入門書であるとすれば、医学原論は、巨峰である医学研究への道へ出立する学徒への登山の道案内の体系であり、登山の体系的道しるべでもある。巨峰としての学問の頂点をしっかりと教えながら、学問の出立時の田や畑や川のわたりかた、そこを経ての裾野から山への登りの歩きかたをふまえて、四合目、五合目、六合目等の構造を説き、やがて頂上の本質論へと導きの糸を示すものである。

つまり、「医学原論」は、これさえわかれば医学体系すなわち現象論・構造論・本質論がわかるという、医学体系の要となる理論であり、学問のレベルからするならば、「医学概論」より、はるかに高みに位置づけられるものであるのに対し、概論は平面図的道標、ガイドブックであるのとの違いであるといってよい。

しかし、本書は「入門書」である。したがって、本書は、医学体系の原理論を学問的に説くのではなく、医学体系の必要性、有用性を理解して、ぜひその門をくぐってほしいという思いからの展開になっている。とくに、情熱あふれる医学生および若い医師たちに期待するものである。

以上に説いた説明は、まちがいではないが、現在説くとすれば、少々異なる。医学原論とは、医療に関わる世界の状態なるものを、学的原理に基づき、論理化し、かつ体系化し得たもの、つまり簡単には、医療の全体像を学問体系化したものであり、端的には、ヘーゲルに従えば「医学哲学」と称されるべきものである。すなわち「これさえ分かれば、医学体系になにゆえ現象論・構造論・本質論が必然性として存在すべきなのかの理由が分かるという、医学体系の要となる理論」書である。

しかし『看護学と医学（下巻）』においては、「医学原論入門」の副題が示すように、入門書であったために、「医学体系の原理論を学問的に説くのではなく、医学体系の必要性、有用性を理解して、是非その門をくぐってほしいという思いからの展開」としていたのである。それに対して本書は、あれから十五年の歳月を経て、「医学体系の原理論を哲学レベルとしての学問として説く」ものとなっている。

このように書くと読者の中には、「そんな難しい理論書なんて、とても読む気がしない」と思う方もいるかもしれない。しかし理論とは、特に原理論（哲学）とは、本来は決してそういう難解なものではない。

まず述べるべきは、「医学哲学（ないし哲学的医学）」すなわち医療の本質ないし統括レベル的体系書というものは、医療の世界地図を広げて、自らの立ち位置、進むべき道、それをどう辿ることが正当なのかをさし示す道標だからである。

先の引用文に、「医学原論は、巨峰である医学研究への道へ出立する学徒への登山の道案内の体系であり、登山の体系的道しるべでもある」とあるように、本書はまさにその役割を果たすものとなっている。なぜ確信を持って、そう言えるのかは、以下である。

かつて私自身は、医療という巨大な山の頂上をめざして一歩を踏み出したものの、なかなかに頂上への道にも辿り着けず、藪をかき分け、沢を渡り、息をきらして一歩一歩登っているつもりだったにもかかわらず、実際にはますます頂上が見えなくなり……という苦闘の末に、ようやくに原論としての医学体系を構築することができたとの現実がある。だからこそ、「田や畑の通り方や川の渡り方」も「登りの歩き方」も「四合目、五合目、六合目等の構造」も示せるのだ、と言ってよい実績を把持できたからである。

すなわち本書は、結果としてできあがった、医学体系を説いているだけではなく、そこへと至る過程をも含めて、原理的医学体系を説いているのであり、そういう意味では、「学問体系構築の過程的構造論」ともなっているのである。

## (2)

思い起こしてみれば、三十数年前、医学には原論たる学問体系がないことを分からせられ、原論たる医学体系の構築を生涯の目標と掲げて出立したものの、まさに真っ暗闇の山に迷い込んだ感があった。

具体的には、学問体系構築の基本となる、事実と論理の区別すなわち、事実という事実をつなぐことは可能となっていっても、その事実の把持する意味・意義の筋道の区別すらも分からず、ましてやそこを経ることによって、その事実から、それの意味・意義を貫くことになる論理を導き出すことなど、どうしたらいいのか皆目見当もつかない日々が、十何年も続いたのである。したがって、そのような自らの苦闘をふまえて、本書には随所随処で、学問体系を理解するための基本を、しっかりと説いておいた。

また学問体系構築に必須と言われた、弁証法と認識論の修得も同様であった。私のように、長い間の学校教育、わけても医学教育を受けて、凝り固まってしまったアタマには、生成発展を旨とする弁証法はなかなか馴染んでくれず、さらに書物の文字を、いやと言うほど暗記してきたアタマには、認識論の基本中の基本である「認識とはアタマに浮かぶ像であり、かつ浮かべる像であり、そこからまた浮かべられる像である」ということの一般性、具体性が、これまた数年間も分からずに苦しんだからである。

したがって自らのこのような過去をふまえ、本書には特別編として、「学問体系構築に必須の弁証法と認識論」を載せることにした。つまり第一編、第二編は学術誌『学城』(現代社)に連載したものを元に、加筆したものであるが、特別編は書き下ろしとなっている。特に「第二章　学的認識論の研鑽過程」は、私のように認識論の理解に苦しむ読者を想定して、できるだけ具体的に説いたので、是非読んでほしい。

(3)

次に、副題が「医学教育　講義」となっていることにも、触れておこう。

そもそも原論レベルでの医学体系構築をめざして出立した当初は、医学教育を念頭に置くことは、ほとんどなかったと言ってよい。ところが第一編で取りあげたように、折しもその頃から、医療の質の低下が大きく社会問題となり、大学で医学教育改革が、大胆に進められることとなった。そして我が理論医学研究会に、医学教育の専門家がいたこともあり、医学体系の構築と併行して、医学教育の問題をも、正面に据えることとなっていったのである。

そうして現実に、医学生及び医師を教育する実践をも行うことにより、現代の医学教育の根本的かつ致命的欠陥は、医学体系すなわち理論体系がないことである、という結論を出すに至ったのである。これについては、本書及び『医学教育　概論(1)～(6)』(瀬江千史、本田克也、小田康友、菅野幸子著、現代社）に詳しく説いてある。

簡単に言うならば、実力のある医師を育てるためには、医師のアタマを、理論的に筋を通して考えられるアタマにしていかなければならず、そのためには教育者が、文化遺産を筋を通して整理し、筋を通して教えなければならない、ということである。したがって、医学教育を担う教官達に、自らのアタマを理論的に武装し、医学という理論体系から医学生を教育し、実力のある医師を輩出していってほしいという、私自身の願いをこめて、副題を「医学教育 講義」としたのである。

もちろん、志ある医学生、医師には当然のことながら、医学とは違う専門分野であっても、学問体系を構築したいという目的を持つ学者志望者には、本書は役に立つはずである。

（4）

最後にもう一つだけ、私自身が三十数年の研鑽の末に、ようやく理解できてきたことに言及しておきたい。それは何かと言うと、「科学的」と「哲学的」という言葉についてである。それについて、一九九五年に刊行した『医学の復権』（現代社）の「まえがき」に、次のように記しておいた。

なお、ここで論じてある哲学的体系ないし方法と、科学的体系ないし方法については、その後の学問の歴史、とくにヘーゲルの『哲學史』（前出）への学びの研鑽の流れのなかで、大いなる発展ないし開眼《カイゲン》があったことを付記しておく必要がある。それについては学的論理の発展史として、いずれ詳しく論理的に説く機会をもちたいが、ここでは私の記念論文なので、このままの形で、つまりその発展の歴史性をふまえることなく、その時点での私の学問の実力のままに発表することにしたい。

文中「ここで論じてある」と書いてあるのは、一九八六年に発表した論文「医学の復権」のことである。「医学の復権」を書いた当時は、弁証法修得のための基本書であった、『弁証法はどういう科学か』（三浦つとむ著、講談社現代新書）に、深く深く学んでいたのであり、その書の「まえがき」には、次のような記載があった。

昔は科学がまだ発達していなかったので、机の前で頭をひねって考えだした、現実との対決で証明されていない原理原則が学問として通用していました。けれどもそれらの哲学は、つぎからつぎへと科学にとって代られて、現在ではもはや哲学の占める場所がなくなってしまいました。

このようなレベルで学んでいたことから、当時の私のアタマの中では、「科学的体系とは、対象的事実を論理化し、理論化し、体系化したものであるのに対して、哲学的体系とは、本質論をア・プリオリに定立し、そこから一般的に組み立てられた体系である」というような図式が、恐いくらいにできあがっていたのである。

しかしながらその後、プラトン、アリストテレスから、ヘーゲルへと至る学問の歴史、すなわち哲学の歴史を学んでいくことによって、その図式が、とんでもない誤りであることが分からされていくことになった。つまり歴史上哲学を、いささかも理論的に学ぶことなく、「机の前で頭をひねって考え出したもの」として思念してしまうと、学問体系を理解することは不可能となり、学問体系の構築など、夢のまた夢で終わってしまうということを、である。

さらにその後の古代ギリシャの学問、及び中世のトマス・アクィナスの学びが深くなるにつれて、私の頭脳にも、まさに哲学こそが、学問中の学問なのであり、古代ギリシャからのその歴史を、自らに繰り返すことなしには、そこから分化した、いわゆる個別の学問としての医学も、構築することは不可能なのであるということが、悟らされることとなっていったのである。

昨今は、哲学ブームだそうである。確かに新聞を開けば、必ず「哲学」なる文字が目に入る。しかし、この「哲学」ほどに、誤って使われているものはないであろう。現代ではあろうことか、単に「思う」とか「考える」が、「哲学する」という文字に置きかえられている有様である。

だからこそ、学問体系の構築を志す学者志望者はもちろんのこと、少なくとも学問体系を学びたい学究であるならば、人類の文化の最高形態としての「哲学」とは何かを、歴史上の名著にしっかりと学んでかからなければ、自分の学問の確立などどうにもならない、と断言しておきたい。

そしてそれを学ぶための歴史上の名著は諸々あると言ってよいが、読者のみなさんには、それらを読むことは、難行苦行そのものであろう。そこで現在のみなさんには、次の書が最高のものであると言えるので、紹介しておきたい。

それは、南郷継正によって二〇一七年に刊行された、『哲学・論理学原論〔新世紀編〕――ヘーゲル哲学 学形成の認識論的論理学』(現代社)である。これは、それまでの多くの書に加えて、『南郷継正 武道哲学 著作・講義全集』(現代社)を刊行してきた著者が、いわば学問体系の集大成として著わした書である。

すなわち、「現代に至るまでの学問の歴史を俯瞰し」、その発展の必然性を理論的に解き明かし、「哲学を本物の学として完成させるために」はどうすればよいかを説き、そもそも「哲学とは何か」「論理学とは何か」「弁証学とは何か」「認識学とは何か」を、歴史的構造的に提示し、さらに概念化のレベルで論じているものである。

これこそまさに、「哲学・論理学原論」としての内容を把持しているものであり、しかもこれまでの南郷継正の書と同様に、著者自身の辿ってきた道程が示されており、我々学問を志す人間の、必読の書と言える。私自身も、この書に深く学ぶことにより、医学体系のさらなる深化に、残りの生涯をかけて挑みたいと、あらためて決意した次第である。

なお、この書ですら難解とされる読者のみなさんには、同じ著者が著わした『なんごうつぐまさが説く看護学科・心理学科学生への〝夢〟講義(1)〜(6)』(現代社)を、最適の入門書として勧めたい。是非深く学んでほしいものである。

最後になったが、「医学の復権」発表の当初より支えていただいている、現代社の小南吉彦社主、また毎回お世話になっている、柳沢節子さん、田沼岳さんに、厚く御礼を申しあげたい。

二〇一七年九月

瀬江千史

# 目次

目　次

まえがき　3

第一編　学問としての医学体系の必要性　23

第一章　医学体系はなぜ必要か　25

第一節　医学の体系化へ向けて出立する　25
第二節　医療過誤が頻発する医療現場の混乱　27
第三節　医学教育改革への取り組み　29
第四節　医学教育改革の内容を検討する　31
第五節　医学教育の「教育内容ガイドライン」には体系性がない　36
第六節　医師とは何かが欠如した「教育内容ガイドライン」　38
第七節　「教育内容ガイドライン」を体系的に説く　43
第八節　医学体系の必要性　52

第二章　「医学体系」と「医療実践」と「医学教育」の関係　58

第一節　医学体系と医療実践の関係　58
第二節　医療実践から医学体系構築への道程　62
第三節　医学教育は医療実践・医学体系とどう関わるか　64
第四節　あらゆる病気に共通な一つの筋道はあるか　67

第五節　歴史的に病気はどのように分類されてきたか　71
第六節　医学教育における教科書の重要性　76
第七節　教科書による医学生の具体的な学ばせ方　80
第八節　教科書を使わない医学教育の弊害　84
第九節　医学教育に取り入れられたチュートリアル批判　86
第十節　医学生の実力がつく基本から応用への学びの過程　87

第三章　医学体系は医療実践から導き出した論理の大系である……91
第一節　学問とは現実の王国に対して精神の王国である　91
第二節　学問体系は現実の世界と何重にもつながっている　94
第三節　医学体系は医師としての実践なしには構築できない　98
第四節　学問体系は本質論に統括される論理の大系である　101
第五節　論理能力の養成に逆行する医学教育の現実　105
第六節　医学体系の本質論と構造論　109
第七節　現象論にも届かない医学書の内実　112

目　次

第二編　医学体系構築の過程的構造　117
第一章　医学体系における現象論とは何か　119
第一節　医学体系における現象論の位置づけ　119
第二節　現象論構築に必要な医療の発展過程　123
第三節　医療の発展は人体の内部構造への分け入りによって　126
第四節　『ヒポクラテス全集』と「現代の医学書」を比較する　131
第五節　学問への萌芽形態を持つ『ヒポクラテス全集』　134
第六節　病態論の構造を提示する　136
第二章　現象論の構築に必須の一般論　140
第一節　医学体系構築の過程的構造　140
第二節　構造論の構築過程に必要な仮説的一般論　143
第三節　現象論は医学体系のどこに位置づけられるのか　150
第四節　現象論として腎臓病論を取りあげる　153
第五節　病気は歴史的にどのように分類されてきたか　160
第六節　病気の分類の歴史は大きく二段階に分けることができる　164
第七節　病気の分類の細分化は病気の全体像を欠落させる　167
第八節　教科書には腎臓病の全体像が欠落している　170
第九節　あらためて医学体系の必要性を問う　174

第三章　現象論としての腎臓病論の構築過程……177
第一節　腎臓病論構築に必要な二つの理論　177
第二節　そもそも腎臓とは選別器官である　180
第三節　腎臓による選別の必然性を説く　182
①生命体としての一般性からの選別の必然性　182
②哺乳類としての特殊性からの選別の必然性　183
③人間としての特殊性からの選別の必然性　185
第四節　腎臓病論の一般論とは何か　190
第五節　腎臓病論の一般論と事実との連関　194
第六節　腎臓病の教科書に見る論理性の欠如　196
第七節　腎臓病を一般化する試み　199
第四章　腎臓病論の構造論に必須の過程的構造……202
第一節　慢性腎臓病なる病名の意味するもの　202
第二節　慢性腎臓病とは概念ではない　204
第三節　腎臓病論の構造論は過程的構造論でなければならない　209
第四節　病気の一般論の表象レベルの図を示す　212
第五節　人間の内部構造における腎臓の役割　216
第六節　腎臓の実体的・機能的構造　218

目次


第七節　腎臓は排泄器官ではなく選別器官である　221
第八節　腎臓の形成及び成長過程　223
第九節　腎臓が病気へと至る過程的構造　225
①腎臓の機能の歪みと実体の歪み　225
②腎臓が外界との相互浸透で歪んでいく過程　228
第十節　腎臓病論の概要　233

特別編　学問体系構築に必須の弁証法と認識論……235

第一章　学的弁証法の研鑽過程……237
第一節　医学体系構築に必須の新・旧二つの弁証法　237
第二節　医学体系構築に向けての弁証法の研鑽過程　242

第二章　学的認識論の研鑽過程……245
第一節　医学体系構築に必須の認識論　245
第二節　認識＝像であることとの基本的学び　249
第三節　認識＝像であることを無視した医学教育　252
第四節　医師は文字ではなく現実の実像を描けなければならない　256

第五節　学問体系構築に必須の像（論理的像）を描く実力　263
第六節　哲学の歴史は認識学により解明される　270
引用文献・参考文献　275
索　引　281

# 第一編

# 学問としての医学体系の必要性

# 第一章　医学体系はなぜ必要か

## 第一節　医学の体系化へ向けて出立する

振り返ってみると、早いもので、私が医学の体系化を志して出立してから、すでに三十数年を迎えようとしている。その出立は、私自身が、医療現場での医師としての実践の中で限界を感じ、その問題の解決のために大学に戻って始めた研究においても、その展望を見出すことができずに、悶々とした末の決断であった。

具体的には、大学で六年間の医学教育を受け、研修医として臨んだ医療現場において、どんなにがんばってみても治せない病気がある、という厳しい現実を突きつけられたのであり、その最たるものが白血病であった。特に小児の白血病の場合、未来を約束されている、生命力旺盛であるはずの子供達を、最後にはなす術もなく、ただただじっと見守らなくてはならない状況は、医師にとって耐え難いものであった。

しかしそこを何とか突破したいと、大学に戻って打ちこんだ白血病の研究においても、解明の糸口さえ見つからず、悪戦苦闘した末に、分からせられたことは、医学には、医療実践や研究を導いてくれる学問体系がない、いや学問体系どころか、理論さえないという現実であった。

しかも驚いたことに、学問体系とは何かという観点から見ると、医学にはないその体系が、医学より学問的に進んでいるとは夢にも思わなかった看護学には、『科学的看護論』（薄井坦子著、日本看護協会出版会）としてすでに創出されている！　という現実を突きつけられたのである。その衝撃は大きく、その悔しさをも原動力として、医学の体系化を生涯の目標に掲げての出立であった。

それは、医療の現場で実践を積む一方で、その実践的事実を論理化し、理論化し、体系化するために、学問的研鑽、すなわち学問に必須の一般教養を学び、学問の土台としての弁証法、認識論を研鑽し、哲学、論理学への道を歩き始めることであった。

そして、医療と医学の区別を明らかにし、「学問としての医学体系」の一般論を提示したのが、一九八六年に発表した論文「医学の復権」（前出）であった。さらにそれに、学問体系構築に必要な「一般教養」及び「学的一般教養」を説いた論文を加えて、一九九五年に一冊の書物として刊行したのが、『医学の復権』（前出）である。『医学の復権』の副題は、「医学体系の科学化へ向けて」であった。

こうして「学問への道」、すなわち自らの専門とする対象を学問として体系化するために必須となる、医療実践と、弁証法、認識論を修得することによって培った論理的実力により、学問としての医学体系の一般論を措定し、いよいよその一般論を導きの糸として、「学問の道」、すなわち医学体系の構造論から本質論を構築し、真の意味での医学体系を完成させるべく、一歩を踏み出したのであった。

ところがその頃より、二十世紀最後の時代が怒濤のごとく流れ出し、それは我が医療界も例外ではなく、「医学を学問として確立することによって学的世界の分野での復権を図る」とばかり、悠長に構えてはいられない事態が出現したのである。それは一体、いかなることか。

## 第二節　医療過誤が頻発する医療現場の混乱

二十一世紀に突入した頃、「医療界をゆるがしている最大の問題は何か」と問われれば、誰もが躊躇せずに「医療ミス」と答えたであろう。それほどにその当時、命を守るはずの医療現場で、過誤によって患者の命を奪う、あるいは危険にさらすという事態が頻発し、一気に社会問題化してきたのである。

当時報道されたものだけでも、「人工内耳を埋め込む手術で、右耳と左耳をまちがえて切開した」というものから、「未熟な医師が不慣れな腹腔鏡による前立腺ガン摘出術を行い、出血多量で患者を死亡させた」というものまで、枚挙に遑《いとま》がないのが現実であったのであり、記憶している方も多いであろう。

こうした事態に対して、国家レベルで、あるいは大学レベル、病院レベルで様々な解決策を迫られたのは当然であり、その中の一つに、医学教育改革があった。医療過誤の頻発は、根本的にはそのようなことを引き起こす医師をつくってしまう、医学教育のあり方に問題があるとして医学教育改革が叫ばれたのは、これまた当然のことであり、正しい方向であったと言える。

否、むしろそれは遅過ぎたと言ってよい。戦後の大学での医学教育は、「どのような医師を、どのように育てるのか」の明確な理念を持たないままに、研究成果を最優先する大学において、その研究のいわば片手間に行われてきたのが現実である。

信じられないことかもしれないが、これまでの医学部の長い歴史の中に、医学あるいは医療を教えることを専門とする教育者は皆無だったのであり、その証拠に、現在社会的要請によって、その専門の必要性に気づき、大学内に「医学教育部」を設立しようとしても、それを担える人材がいないのである。この、医学教育を専門とする教育者がいないということが、医学教育にとって、どれほど欠陥になっているのかについては、『医学教育　概論(1)』(前出)で説いたので参照してほしい。

さらに、戦後の個性化教育によって育てられてきた人格の未熟性に加えて、偏差値至上主義の医学部の入学試験のあり方が、医学生の医師としての資質の低下を招き、医療現場の混乱に拍車をかけていると言える。

医師として必要な資質を、いかにして見抜くかという、大学医学部及び医科大学の入学試験のあり方も、もちろん検討すべき重要課題ではあるが、それはとりあえず置くとして、ここでまず問題にしなければならないのは、入学後医学生が受ける六年間の医学教育のあり方であり、現在叫ばれている医学教育改革の中身である。

## 第三節　医学教育改革への取り組み

以上のような現実をふまえて、二十一世紀初頭に医学教育改革が叫ばれ、各大学での教育内容の再検討とともに、大学の枠を超えた、様々な委員会が設置され、医学教育への新たな提言が、精力的に行われたのである。

例えば、当時の文部科学省のホームページを開けば、そこには二〇〇一年に公表された「二十一世紀における医学・歯学教育の改善方法について――学部教育再構築のために」、「医学教育モデル・コア・カリキュラム――教育内容ガイドライン」、「診療参加型臨床実習の実施のためのガイドライン」等、医学教育改革へ向けての報告書が、多数掲載されていた。

しかしながら問題は、その中身であった。実は本書の元になる「『医学原論』講義」の連載を二〇〇四年に学術誌『学城』（前出）に開始したのであるが、その第一回でこの医学教育改革を取りあげることとなった。それはなぜかと言えば、医学原論を説いていくにあたり、医学教育改革の中身は避けて通れなかった、すなわち「医学原論はなぜ必要か」に直結する大問題であったからである。しかもあれから十数年を経た現在でも、その問題は解決されないままに、まったく同じ状況が続いているのである。したがって本書でも、まずは以下の当時の見解をそのまま提示することから始めることにする。

さて、二〇〇一年に公表された医学教育改革へ向けての報告書をまとめると、医学教育改革への提言として、主なものは次の三項目に絞り込むことができる。

第一は、現在医学部で教える知識が、あまりにも膨大となり、しかも何をどう教えるかは、各大学の担当教官達の裁量に委ねられてきたことを省みて、これからは、医師としての一定水準の質を確保するために必須の基本事項を精選し、六年間の医学教育内容のガイドラインをつくろうというものである。

第二は、これまでの医学教育は、それぞれの教官がそれぞれに、膨大な知識を一方的に教えて、学生はそれを暗記するという方法がとられていたため、これからは、学生自らが問題を解決していく能力を身につけられるような、学生主体の学習方法に転換していこうというものである。

第三は、現在の日本の医学教育では、大学を卒業して現場に出ても、医師として実践できる実力がまったくついていないことを反省し、医学部における臨床実習を、これまでの見学型から、診療参加型へと充実したものにしていこうというものである。

それでは以上に示された、医学教育改革の内容は、はたして正しいのであろうか。すなわち将来の日本の医療を背負う、実力十分の医師を育てることのできる、正しい指針と言えるのだろうか。


当時、医学教育改革への情熱的な取り組みに大いに敬意を表しながらも、その中身を検討すると、そのような問いを発せざるを得ず、結局「結論から述べるならば、これらは、視点としては正しいが、残念なことに現実的な解決にはならない、ということになる」と言わざるを得なかったのである。「それは一体どういうことか」を次に論じているので、さらに当時の見解を引き続き提示しておく。

## 第四節　医学教育改革の内容を検討する

医学教育を考えるためには、まず「教育とは何か」を明らかにするところから始めなければならない。そもそも教育とは、それまでに積み重ねられてきた人類の文化遺産を継承し、さらに新たな社会の発展をもたらすことができるような人材を育成することである。したがって、教育を問題にする時には、そのような目的のために、誰に、何を、どのように教育するのかが問われなければならない。

その中で医学教育となれば、当然に対象は医学生であり、その主たる目的は、社会における大学医学部及び医科大学の担う役割を考えれば、実力のある医師の養成ということになる。

では、そもそも医師とは何か、いかなる専門性を担う存在なのか。医師とは、「人間の病気の診断と治療」を専門とするものである。したがって、実力のある医師の養成とは、どんな患者の病気でも、適確に診断し、治療する、あるいは自らが直接に治療はできなくても（例えば高度な修練を必要とする手術等は自分でできなくても）、少なくとも治療方針を立てて、責任を持って専門の医師に送ることができるだけの、医師としてのアタマの働き（認識的な技《ワザ》）と、手技（実体的な技）を養成しなければならないということである。そのために、六年間で、何を、どう教育したらよいのかが、医学教育の中身となるのであり、医学教育改革となれば、これまでのその中身を検討し、何をどう改めていかなければならないか、を明らかにしていくことになる。

その観点から、先程の、改革の主たる三項目を見てみると、第一項目は、何を教育するのかという教育の内容であり、第二項目、第三項目は、どう教育するのかの教育の方法ということになる。教育の方法は、当然に、その教育の内容を前提として成立するものであるから、まず最初に検討しなければならないのは、教育内容であり、ここでもそれを取りあげることとする。

さてもう一度、改革内容の第一の項目を見ていただきたい。それは近年医学部で教える知識があまりにも膨大となっているため、その中から、医師としての一定水準の質を確保するために必須の基本事項を精選し、各大学において行われる、医学教育の内容のガイドラインをつくろうという画期的な取り組みであった。

その目的のために、「医学における教育プログラム研究・開発事業委員会」が組織され、二〇〇一年に発表された、「医学教育モデル・コア・カリキュラム――教育内容ガイドライン」の目次は次のようになっている。

A　基本事項
1　医の原則
2　医療における安全性への配慮と危機管理
3　コミュニケーションとチーム医療

4　課題探求・解決と論理的思考
B　医学一般
1　個体の構成と機能
2　個体の反応
3　原因と病態
C　人体各器官の正常構造と機能、病態、診断、治療
D　全身におよぶ生理的変化、病態、診断、治療
E　診療の基本
1　症候・病態からのアプローチ
2　基本的診療知識
3　基本的診療技能
F　医学・医療と社会
G　臨床実習
1　全期間を通じて身につけるべき事
2　内科系臨床実習
3　外科系臨床実習
4　救急医療臨床実習

以上が、「教育内容ガイドライン」の目次、すなわち骨子である。これからの日本の医学教育は、このガイドラインにそって、各大学で行われていくのであるが、ここでしっかりと問わなければならないのは、これではたして医学教育の改革になるのであろうか、ということである。すなわち、このガイドラインにそったカリキュラムで、六年間教育を行うことによって、実力のある医師を養成することができるのであろうか。

答は、残念ながら、「否」である。このように断言すると、「それはあまりにもの暴言である。医学教育を何とか改革しようという熱意をもって集まった、日本の大学のトップクラスの先生方の叡智を集めたガイドラインを、試してもみないうちから否定するとは！」と、非難の声があがりそうである。

しかし、私自身がかつて大学で受けた教育を省み、さらにこれまで二十年にわたって、医学生及び医師を教育してきた実践をふまえるならば、このガイドラインにそったカリキュラムでは、実力のある医師を養成することはできない、と断言できるのである。それは、一体なぜか。

## 第五節　医学教育の「教育内容ガイドライン」には体系性がない

端的に結論から述べるならば、先に示した「教育内容ガイドライン」には、いささかも体系性がないからである。

そもそも体系とは何かと言えば、簡単にはつながりであるが、それは、単なるつながりではない。体系とは、その文字が示すように「体の系」であり、人間の体のように、つながって一まとまりになっているものである。つまり、人間の体は、頭があり、その下に体幹があり、体幹から手、足が出てつながって一まとまりになっているのであるが、それだけではない。そのすべてが、頭に存在する脳によって、神経・ホルモンを介して完全に統括されているのである。これと同じように、あるべきところにきちんとあるべきものがあり、それらが一貫してつながって統括され、一つのものとしてのまとまりを保っているのが体系なのである。

では、なぜ医学教育のガイドラインに、体系性がなければならないのであろうか。それは、医学生のアタマを、単に知識を知識として覚えるだけではなく、患者を目の前にした時に、その病気の診断と治療を、自らのアタマで、筋道立てて考えていける、きちんとした実力を持つ医師のアタマへと育てていくためには、教育内容そのものに、きちんとした筋道、すなわち体系性がなければならないからである。

その体系性がなければ、いくら医学教育改革と叫んでみたところで、膨大な知識を暗記させたこれまでの教育と、質的には何ら変わりがないと言わざるを得ないのである。先に引用した「医学教育モデル・コア・カリキュラム――教育内容ガイドライン」の冒頭に記された、「教育内容ガイドライン作成の背景と考え方」には、次のような一文がある。

> しかし、膨大となった学習内容の全てを従来の教育手法を用いて履修させることは不可能になりつつある。（中略）医学教育の内容については、精選された基本的内容を重点的に履修させるコア・カリキュラムを確立するとともに、学生が主体的に選択履修できる科目を拡充することが必要であると提言されている。

ここにはっきりと記されている改革の内容は、「学習内容があまりにも膨大となったため、精選された基本的内容を重点的に教えよう」ということである。

ここには、いささかも体系性がない。ただ単に、例えばこれまで、千教えていた病気を、基本的な病気に絞って百教えましょう、という選別をしたにすぎない。これでは、医師として患者を目の前にした時に、教わって覚えた病気は診断できるけれども、教わらなかった病気についてはお手あげである、ということにもなりかねない。

「では一体どうすればよいのか。結局今まで通り、膨大な病気をすべて教えなければならないということか……」と、不審の声が挙がるかもしれない。断じてそうではない。やるべきことは、基本的な病気を教える過程を通して、どんな病気でも、その病態に迫り、原因を究明し、治療方針を立てられるような、そういう体系性のあるアタマをつくるように、医学生を教育することなのである。

このように言うと、日々診断、治療で悪戦苦闘している医師や、医学生の教育で苦労している教官達からは、「そんな、魔法のような方法があるわけがない！」と、一言のもとに否定されるであろう。しかし、それは可能なのである。それが、理論を持って教育すること、真の意味での医学体系を把持し、そこから、医学教育を行うことなのであり、それこそが本「医学原論」の主題となる。

したがって、それらについて具体的には、これから少しずつ説いていくことにして、ここではもう少し、先程から問題にしている、体系性について見ておこう。

## 第六節　医師とは何かが欠如した「教育内容ガイドライン」

先に提示した「教育内容ガイドライン」に、体系性がないと断言したからには、ではどのように体系性がないのか、逆から言えば、どのようにしたらガイドラインに体系性を持たせられるのかを問われるであろうから、しっかりと論じておくことにする。

まず、医学教育のガイドラインにおいて、第一に明らかにしなければならないことは何か。すなわち先程、人間の体に喩えた体系で言えば、頭になるものは何か、である。

それは、医師とは何かである。前述したように、大学における医学教育の主たる目的は、医師の養成にあるのだから、入学した医学生に、まずしっかりと分からせなければならないことは、自らがこれからめざすことになる、医師とはそもそも何なのか、そして、医師としての実力をつけるためには、六年間どう学ばなければならないか、である。

大学での六年間の学びは、すべて「医師になるためには」から派生して、「医師になるために」に収斂しなければならないのであるから、入学したての医学生に、まずはこの「医師像」をしっかりと描かせられるかどうかが、その後の六年間の教育が、医師としての実力をつけさせることができるかどうかの、大きな鍵となるのである。

これが、入学直後に行われる医学生への、本来の「医学概論」の冒頭の内容でなければならない。これについては『医学教育　概論(1)』(前出)に、具体的に詳しく説いたので、参照してほしい。

では、先に示した「教育内容ガイドライン」の冒頭部分は、どうなっているであろうか。それは、目次を見てもらえれば分かるように、〔A　基本事項〕は、四項目からなり、次のように説明されている。

　医学教育の六年間を通じて身につけるべき最も重要な、患者中心の医療を展開するための「医の倫理」、「患者の権利」、「インフォームド・コンセント」、「安全性の確保」、「コミュニケーション」、「チーム医療」、などに関わる事項と、「課題探求・解決能力」の育成に関わる目標を記述。

　いかがであろうか。ここで、まず問題となるのは、医師とは何かの「医師像」をはっきりさせることなしに、いきなり「医の倫理」「患者の権利」「インフォームド・コンセント」等を教えても、ほとんど意味がないということである。それらは、医学生が、六年後に自ら行うことになる、医師としての実践の像を描かせ、そこに切実に結びつけて理解させるのでなければ、単なる道徳論的な知識に終わってしまうであろう。

　しかし、それ以上に問題としなければならないのは、ここに書かれた内容そのものである。ここには、「医学教育の六年間を通じて身につけるべき最も重要な」ことが、「患者中心の医療を展開するための『医の倫理』、『患者の権利』、『インフォームド・コンセント』……」と書かれている。これは、はたして正しいか。

結論から言うならば、これは正しくない。大いなる錯覚である。医師とは、患者の病気の診断と治療を行うことが専門である以上、「医学教育の六年間を通じて身につけるべき最も重要な」ことは、病気を診断し、治療できる、十分な実力である。

例えば、「インフォームド・コンセント」等は、その医師としての実力を使う過程で浮上する問題であって、確かに大事なことであることに異存はないが、それでも、医師にとって「最も重要な」ことではないのである。これは、現実に自分が病気になった時に、とてもよく説明はしてくれるけれども、誤診の多い医師と、あまり説明してくれないけれども、絶対に誤診をしない医師の、どちらにかかりたいかと考えてみれば分かるであろう。これについては、「医師にもっとも求められるものは本当に『医の心』か」と題して『看護学と医学（下巻）』（前出）に詳しく説いたので参照してほしい。

では、なぜこの「教育内容ガイドライン」のトップに、「医の倫理」「患者の権利」「インフォームド・コンセント」等が掲げられるのであろうか。答は簡単である。現実の医療現場で、それらの欠落が、誰にでも分かる形で現象しているからである。

しかし、多発する医療過誤といった、現在の医療問題の根源はそこにあるのではない。すなわち、「医の倫理」を浸透させ、「患者の権利」を尊重し、「インフォームド・コンセント」をしっかり行えば解決する、というレベルではないのである。

最大の問題は、医師としての本質に関わる、病気の診断と治療の実力のなさであり、医学教育改革は、そこをこそ、問わなければならないのである。したがって、「教育内容ガイドライン」の冒頭に掲げなければならないのは、「医師とは何か」であり、次いで「医師としての実力をつけるために、何を、どう学ばなければならないか」を、およそ示すものでなければならない。

その中身は、まずは入学したばかりの医学生に、六年後に自らが行うことになる、医師としての仕事は、病気の診断と治療という、患者の生命すら左右するものであるから、自らも命懸けで取り組まなければならないことを、それぞれの医学生のアタマにしっかりと像として描かせ、ココロで実感させる教育をすることである。これについては、先に挙げた『医学教育 概論(1)』に、具体的に説いてあるので参照してほしい。

次に、ではどんな患者を目の前にしても、病気の診断と治療をまちがいなく行えるような医師としての実力を、これからの六年間で、どのようにしてつけていかなければならないのかを提示し、理解させなければならない。すなわち、本来の「教育内容ガイドライン」であれば、喩えて言えば、医学部六年間の学びの目的地と、そこに至る筋道を、地図を広げてさし示し、その道を歩くための磁石を与えてやるものでなければならない。

そして、それができるためには、まさしく真の意味での「医学体系」が必要なのである。それについて具体的には、本書で展開していくことになるが、この「医学体系」を把持しないからこそ、「教育内容ガイドライン」には、少しも体系性がなく、「医師とは何か」も説かないままに、「医の倫理」等々を説くことになってしまっているのである。

このように、教育内容に体系性がなければ、それを教わる医学生のアタマが、少しも体系的になっていかない、すなわち、医師として患者を目の前にした時に、筋道立てて考える力が育っていかないのは、当然と言えよう。

## 第七節　「教育内容ガイドライン」を体系的に説く

以上、これからの医学教育の指針となるべく提示された、「教育内容ガイドライン」の〔A 基本事項〕と記された冒頭部分を取りあげ、そこには教育に最も重要であるはずの体系性がないことを指摘し、では体系的に教育するとはどういうことかを、簡単ながら論じた。

ここで、体系的な教育の重要性を理解してもらうために、もう少し「教育内容」の中身を取りあげておこう。目次を見てもらうと分かるように、〔A 基本事項〕に続くのは、〔B 医学一般〕で、その中身は〔1 個体の構成と機能、2 個体の反応、3 原因と病態〕となっている。そしてそこには、次のような説明が付されている。

---

医学・医療の基礎となる生命科学の基本的知識と疾患の原因と機序について、従来の学問体系の枠を超えて構成。

---

いかがであろうか。結論的には、これはまさに体系性の欠落と言わざるを得ない。ここで、第一に指摘しなければならないのは、「生命科学の基本的知識」と、「疾患の原因と機序」は、いきなりつなげることはできない、ということである。この両者をつなげるためには、何段階かの筋道を経なければならない。それは、どのような筋道か。順を追って考えてみよう。

まず、医学教育に、「生命科学の基本的知識」が必要であるとするのは正しい。なぜならば、医師とは、患者の病気の診断と治療が専門であり、対象となるのは、生命を持つ存在である人間だからである。

したがって医学生には最初に、人間とは何か、を分からせなければならないということになるが、人間とは何かを分かるためには、それ相当の段階を経なければならないのである。すなわち生命を持たない物に対して、生命を持つ生物とは、一体どのような特殊性があるのかを明らかにした上で、ではその生物一般をふまえた上での、人間の特殊性とは何かを明らかにしなければならない、つまり人間と他の生物との、区別と連関を明らかにしなければならないということである。こうしてようやく、生物学をはじめとする生命科学は、人間を対象とする医師を育てる医学教育に必須である、と言えるのである。

ここで、ついでに述べておけば、人間を対象とする大学医学部、あるいは医科大学の入学試験において、これまで数十年にわたって、生物学が必須科目でなかったということは、驚くべきことである。医師になろうとする者にとって、数学や物理学の知識はあまり必要でないのに対して、生物学の基礎知識がないことが致命的な欠陥となることは、誰が考えても明白であるにもかかわらず……である。

さて話を元に戻すと、医学教育において、「生命科学の基本的知識」が必要であるのは、あくまで医師が対象とするところの、人間とはそもそもどういう存在か、を明らかにするためであった。

それは、先程示した筋道を辿ることによって、ようやく明らかになるのであり、それをしっかりと医学生に理解させなければならない。すなわち人間が、地球上に誕生した生命体の最も進化したものであり、他の生命体と共存し、また生命体を生んだ地球と、相互浸透し続けることによって生きているのであり、さらに、他の生命体がすべて本能で生きているのに対して、人間だけが本能に加えて、高度に発達した脳の機能としての認識によって、外界に働きかけて生きている特殊な存在であることを、しっかりと分からせなければならないのである。なぜならば、これが医学の基礎となるべき、本来の生理学（学問的には常態論）の一般論、つまり人間が生きているとはいかなることか、を一般的に説いた理論となるからである。

しかしながら、この「教育内容ガイドライン」の、「医学・医療の基礎となる生命科学の基本的知識」の内容は、次のようになっている。

1、個体の構成と機能
（1）細胞の基本構造と機能
（2）組織・各臓器の構成、機能と位置関係
（3）個体の調節機構とホメオスターシス
（4）個体の発生
（5）生体物質の代謝
（6）遺伝と遺伝子

さてこの項目を見て、医学生はアタマの中に生きている生命体の像を、イキイキと思い浮かべることができるであろうか。それはあまりにも困難である。生命科学と言いながら、このようにいきなり「細胞の基本構造と機能」から説明を始めるというのは、まるで、細胞を集めれば生命体になるとでも言うような、つまり、タダタダ細胞というモノを集めればよいとの、タダモノ論的発想である。

実はこれは歴史的に遡れば、かの有名な十九世紀のドイツの病理学者ルドルフ・ウィルヒョウを源流とする発想であり、これについては『学城』（前出）第三、四、五、七号で、「ウィルヒョウ『細胞病理学』なるものを問う」と題して論じているので参照してほしい。そして重要なことは、この発想がウィルヒョウ以来、連綿と受けつがれていることこそが、

これまでの医学教育の大きな欠陥となっているのであるが、この改革内容も、そこを一歩も出ていないということである。

なぜこのようなことになってしまうのか。実はこの生命科学を、先程少し説いたように、人間の常態論（生理学）の基礎として、しっかりと位置づけるためには、弁証法の実力が必要なのであり、それに関しては、弁証法によって構築した生命科学である「生命の歴史」とともに、後程説くことにする。

さて、次は、「B 医学一般」の内容の後半部分の、「疾患の原因と機序」であり、目次を詳しく見ると、次のようになっている。

---

3、原因と病態

（1）遺伝子異常と疾患・発生発達異常

（2）細胞障害・変性と細胞死

（3）代謝障害

（4）循環障害

（5）炎症と創傷治癒

（6）腫瘍

---

ここで、突然「原因と病態」と出てくることに驚かされるのは、私一人であろうか。(しかも、この見出しは、いきなり「原因」とあって、何の原因かも不明の表現となっているが、付加された説明文から、「疾患の原因と病態」と読み取ることになる。)

医学生は、「B 医学一般」の前半部分で、細胞や組織、臓器、及びその調節機構等を教わったと思ったら、次はいきなり「疾患の原因と病態」を教わることになる。しかしながらここで、医学教育において一番重要であるにもかかわらず、大きく欠落しているものがある。それは一体何か。

それは、生きて生活している人間の全体像である。本来はその「生きて生活している人間が病気になる」のであって、それ以外ではないということを、医学生にしっかりと分からせなければならない。先程少し説いたように、人間は自然から誕生し、自然そのものと相互浸透することによって生きてきた、そして生きているのであり、さらに人間は社会を形成し、その社会と相互浸透することによって生きている存在である。

その自然及び社会との相互浸透が、人間としてうまく行われていれば、決して病気になることはないのであるが、その相互浸透の過程に、何らかの歪みが生じると、結果として、人間の生理構造が歪んでいくのであり、それが病気と言われる状態なのである。

このようにその過程をも含めて病気の構造を説くのが、本来の病理学（学問的には病態論）でなければならない。ここは、医学体系の核心部分であるから、本書で、これからじっくりと論じていくことになる。

このように医学生に、生きて生活している人間が、病気になっていく過程を実感として分からせながら、では病気とはそもそも何かを理解させてからでなければ、このように、「代謝障害・循環障害」等と教えても、今まで通りに、単なる言葉の暗記で終わってしまうことは明らかである。

さらに冒頭部分の「教育内容ガイドライン作成の背景と考え方」には「各臓器・器官にのみとらわれることなく、全人的に診る姿勢を養えるように十分な配慮が必要である」と書かれているが、「全人的に診る」ということがどういうことか、そのような実力をつけるにはどうすればよいのかを、しっかりと具体的に示さなければ、教育現場の現実のガイドラインにはなり得ないということを、しっかり提言しておきたい。

すなわち、この「教育内容ガイドライン」にそって教育を行おうとしても、何ら改革的な医学教育を行うことはできず、その結果、実力のある医師を育てることはできないということになる。

ただし、最後に誤解のないようにつけ加えておくが、医療現場での問題を解決するために、その根本となる医学教育改革を掲げ、これまでのあまりにも膨大な知識を暗記させる教育内容を、何とかしなければならないという視点そのものはまったく正しいものである。これには何の疑念もない。

そしてそればかりでなく、そのような視点に立って、これまで歴史的に次から次へと、ただただ積み上げられてきた、膨大な医学的知識を、少なくとも初めて「モデル・コア・カリキュラム」へと収斂した、「医学における教育プログラム研究・開発事業委員会」の先生方には、心からの敬意を表するものである。

話は変わるが、実は私はその委員会名簿を見た時に、数十年前を懐かしく思い出すことになった。それは、私がかつて東北大学医学部で、教養部の二年間を終了し（以前は医学部入学後二年間は、まったくの教養課程であり、のびのびと、自由な学問レベルへ向かう一般教養の学びや、友人達とのサークル活動で過ごせたものであった）、専門課程で初めて講義を受けた方々の一人である先生が、その委員会の委員長を務めていらしたことが分かったからである。

先生は当時は、東北大学に赴任したばかりの本当にお若い、まったくの新進気鋭の解剖学者であり、それまでの無味乾燥な解剖学に、ずいぶんと新しい風を吹き込んでくださる異色な存在であられた。

しかし、私自身もその頃は本当に青く、そして若く、「医学部では、なぜこのように暗記ばかりしなければならないのか。だいたい全身の骨の小さな凹みやでっぱりまで、どうしてラテン語で丸暗記する必要があるのか！」と怒り心頭に達したあげく、先生の最初の「骨学」の試験に、白紙答案を提出したのである。

驚かれた先生は、それでも「これは人類五千年の文化遺産ですから、しっかりと習得してください」という主旨の、丁重なお手紙をくださったのである。私はそのお便りの中の文言である「人類五千年の文化遺産」という言葉が、胸にずしんと響き心が熱くなって、しっかりと骨学を学び再試験を受けたのであった。

そのような思い出が一挙によみがえり、先生もあの頃我々に講義をしてくださった情熱のままに、医学教育改革に取り組んでいらっしゃるのであろうか、と当時を懐かしく振り返った次第である。

さて思わず昔物語になってしまったが、本論に戻すと、これまで「医学教育モデル・コア・カリキュラム――教育内容ガイドライン」を取りあげ、その内容を検討してきた。それは、この「教育内容ガイドライン」は、医学教育改革の中心として位置づけられるものであるからであった。すなわち、これからの医学教育は各大学において、二〇〇一年に発表された、この「教育内容ガイドライン」にそって行われることとなり、その意味で、この「教育内容ガイドライン」の中身が、将来の日本の医療界をしょって立つ、医師の実力を左右するからであった。

しかし改革の内容を検討して出た結論は、この「教育内容ガイドライン」によって新たに始められる医学教育は、これまでの医学教育と、質的に大きく変わるものではなく、したがって期待されるような実力のある医師を養成するものにはなり得ない、という厳しいものであった。

## 第八節　医学体系の必要性

以上が本書の元になる、二〇〇四年に連載を開始した「『医学原論』講義」の第一回に記した内容である。当時を振り返ってみれば、医学教育界は改革への熱気にあふれ、明治以来伝統的に構築されてきた医学部の体制改革をも巻き込んで、大胆な改革を次々と打ち出していた。

確かに過去において、自らが医学部の六年間で受けた教育を思い出してみれば、ひたすら膨大な知識の習得を要求され、「要するに医学生に必要なのは暗記の実力だけなのだ」と自嘲気味に悟り、知識を丸暗記して医師国家試験に合格したものの、現場に出た途端、自分が医師として、まるで何もできないことを思い知らされたものであった。「一体六年間もの専門教育とは何だったのだろう」と情けなく思いながら、日々現実の患者を目の前にして悪戦苦闘し、試行錯誤することによって、ようやく医師としての実力を少しずつ培っていくというのが、現状であったのである。

したがって、医学教育改革の気運の高まりを目の当たりにして、医師国家試験に合格して現場に出た時に、とりあえず一人前の医師として、目の前の患者の病気の診断と治療をやっていけるだけの、実力をつけることができる教育へと変わっていくことを、大いに期待したのであった。

しかしながら、二〇〇一年に提示された医学教育改革の内容を理論的に検討したところ、先に説いたように「画期的な取り組みではあるが、これでは実力のある医師は育たない」と、断言せざるを得なかったのである。

それでは一体、現実はどういうことになったのであろうか。すなわち二〇〇一年より十数年経った現在、全国で新しい医学教育のガイドラインである、「医学教育モデル・コア・カリキュラム」で教育された医学生達は、どのような医師に育っているのであろうか。はたして期待されたような実力のある医師に育っているのであろうか。

それに対する答は、「残念ながら否！」である。二〇〇一年に改革を始めてから十数年経ち、その成果が検証される時期となってきたのであるが、熱心に改革に取り組んできた教官達や、大学を卒業したばかりの初期研修医を受け入れている現場の医師達からは、「あれだけの情熱をかけて、教育改革に労力を注ぎ込んだのに、少しも実を結んでいない。すなわち新しい教育方法で、医師としての実力がつくどころか、むしろ後退しているのではないか。卒業して臨床現場に来る初期研修医達は、実力的にはもちろんのこと、責任感もかつての学生実習のレベルと言っても言い過ぎではない」、との声が挙がっているのである。

また新しい教育を受けて医師になった研修医からは、「大学では多くの時間をかけて、いろいろなことを学んだが、研修医として現場に出た時には、役に立たないことが多く、現場で一から勉強し直し！　という印象である」という意見が多々聞かれ、これでは一昔前の我々とまったく同じではないかと、言わざるを得ないのである。

以上の、医学教育改革が始まってから十数年を経た現状については、『医学教育 概論（5）』（前出）で詳しく論じているので、興味のある方は参照してほしいが、ここで強調しておきたいのは、二〇〇一年に医学教育改革の指針が明らかにされた時点で、その誤りを理論的に指摘し、その方法では医師としての実力をつけさせることはできない、と断言しておいたのであるが、十数年、国を挙げて多大な労力を傾注した末に、まさにそれを実証してしまう結果となったということである。

医学教育界も、この現実を直視し、「医学教育モデル・コア・カリキュラム」に幾度もの改訂を加えてきた。中でも平成二十二年度改訂版においては、これまでの医学教育改革が、明確にゴールを設定することなしに、教育内容を単に減量し、教育方法を変えただけであったことを反省し、「成果基盤型教育」の理念に基づく教育への転換が図られた。「成果基盤型教育」において重要なのは、まずもって医学部六年間で到達すべき実践的能力を明確にすることであり、次にそこに到達するために必要な教育の内容・方法を設定し、到達の度合いを客観的に評価することである。そのために、平成二十二年度改訂版の冒頭には、「医学教育モデル・コア・カリキュラム」に基づく教育のゴールを示すものとして、「医師として求められる基本的な資質」という項が設けられた。

しかしこの改訂も実は、大学教育のグローバル化の流れを受け、日本の医学部の教育内容が国際標準に合致しているかどうかの認証評価を受けなければならなくなったため、欧米で普及している「成果基盤型教育」の理念を取り入れたものにすぎないのである。

その証拠に、新設された「医師として求められる基本的な資質」には、先に引用した二〇〇一年のガイドラインの〔A 基本事項〕とほとんど変わらない文言が並んでいるだけである。これについては『学城』第十二号所収の「新・医学教育 概論(1)」に詳しく論じたので、興味のある方は参照してほしい。

もちろんこれまで繰り返し説いてきたように、大学での六年間の医学教育のゴールを設定することは重要である。しかし大事なことは、入学してきた医学生に、六年後に医師として現場に出ていく時に、どのような実力を備えていなければならないのかを、明確な像としてアタマに描かせることである。それなしに、単に抽象的な文字だけを並べても、何ら教育とは言えないのである。

だからこそ我々は、『医学教育 概論(1)』(前出)の冒頭において、医師として誰でもが経験するような診療場面を取りあげ、医学生に六年後に自らがなる「医師像」を、イキイキと描かせることから始めたのであった。

ついでに紹介しておくならば、この『医学教育 概論(1)〜(6)』は、現在の大学での医学教育では実力のある医師は育たない、という暗澹たる思いに駆られた筆者達が、大学であるいはゼミで、教育実践を行い、それについて討論を重ねることによって導き出した理論を、展開しているものである。そしてこの教育によって、確実に実力を備えた医師達が育ってきているのであり、その証左は『医学教育概論の実践(1)(2)』(北條 亮著、現代社)及び『医療実践方法を論理の学に(1)』(聖 瞳子、高遠雅志、九條 静、北條 亮著、現代社)に見ることができる。

さてこれまで、医学教育の現状について取りあげてきた。すなわち実力のある医師を育てなければならないという使命のもと、他の分野では考えられないほどの、情熱と労力を注ぎこんで大改革を行ってきたにもかかわらず、何ら成果が出ていないばかりか、むしろ後退しているのではないかという現状である。では、一体どうしたらよいのか。

結論から述べるなら、この現状を打ち破るために必要なのが、「体系化された医学」である。これまで「教育内容ガイドライン」を検討して分かったように、現在の医学教育に致命的に欠落しているのが、「体系性」であった。それは、医学教育が、「体系化された医学」に基づいていないからである。さらに、医師による医療実践のレベルがあがらないのも、「体系化された医学」を把持した実践を行わないからである。

このように述べると、当然に次に明らかにしなければならないのは、「体系化された医学とは何か」となる。そして、これこそが、冒頭に記したように、私自身が二十数年かけて構築してきた、医学体系そのものであるのである。

以上説いたように、私自身の出立の際には、「医学を学問として確立することによって学的世界の分野での復権を図る」ことを目的としていたのであるが、医療現場の大混乱、それに加えて医学教育の混迷という現実が、「体系化された医学」を、早急に求める事態になっているのである。

そのためにも本書に、真の意味での「医学体系」について、しっかりと説いていくことにしたい。さらに、「医学体系」を構築するために、またそれを理解するために必須となる、弁証法、認識論についても論じることにする。

# 第二章　「医学体系」と「医療実践」と「医学教育」の関係

## 第一節　医学体系と医療実践の関係

第一章では、何とかして実力のある医師を育てようと、医学界をあげて取り組んでいる医学教育改革を取りあげ、二〇〇一年より教育の指針となっている「医学教育モデル・コア・カリキュラム——教育内容ガイドライン」を検証することによって、改革の成果があがっていないのは、その内容にいささかも体系性がないからであることを論じた。

このように、六年間の医学教育の内容に体系性がなければ、それを教わる医学生のアタマは、少しも体系的になっていかない、すなわち医師として患者を目の前にした時に、筋道立てて考える力が育っていかないのは当然である。したがって、医学生のアタマを体系的にするためには、その教育内容が体系的でなければならないのであり、それはすなわち、「体系化された医学」に基づいた教育でなければならない、ということになる。では一体、「体系化された医学」とは、どのようなものか。これが、本書の主題となる。

さて体系化された医学、すなわち「医学体系」の内容に入る前に、明らかにしておかなければならないことがある。それは、「医学体系」と、「医療実践」と、「医学教育」の関係についてである。なぜならば、この三者の関係をしっかり分かっておかないと、「医学体系」とは何かが分からず、さらに「医学体系」を、「医療実践」及び「医学教育」に、役立てることができないからである。

私自身、「医学体系」の構築をめざして出立する際に、まず明らかにしなければならなかったのが、まさに「医学」と「医療」の関係であった。この二つの言語は、現在でもその区別を考えようともせず、混同されて使われている場合が多い。当時の私もその例外ではなく、医師として日進月歩の発展を見せている「医療」の世界に身を置いていると、学問としての「医学」なるものがいまだに存在していない、などとは思いもしなかったのである。これについては最初の論文『医学の復権』(前出)に、しっかりと説いておいたので、詳しくはそちらを参照してもらうとして、簡単には以下である。

医療とは、医師が、現実の病人を前にして、その病気を診断し、治療する実践である(医療と言うと、医師、看護師その他の医療関係者が、チームとなって行う実践をさすことも多いが、本書では医師の行う実践という狭義の意味で用いている)。それに対して、医学とは学問体系、すなわち病気とは何か、それに働きかける治療とは何かを体系化した認識をさすのである。

このように、現実の世界での実践そのものである医療と、認識の世界として構築した学問体系である医学は、まったく次元の異なる概念であるが、しかし両者は、お互いに密接な関わりを持っている。それは、学問体系である医学は、膨大な医療実践の事実を、論理化し、理論化し、体系化した場合に、初めて真の意味での体系となるのであり、逆に医療実践は、そのようにして構築された医学体系を把持し、それを実践に適用した時に、見事な実践となり得るからである。

これを分かり易く図示すれば、以下のようになる。

〔図1〕で示したように、現実の世界では、歴史的に無限と言ってよい医療実践が行われてきた。すなわち医師が病人の診療

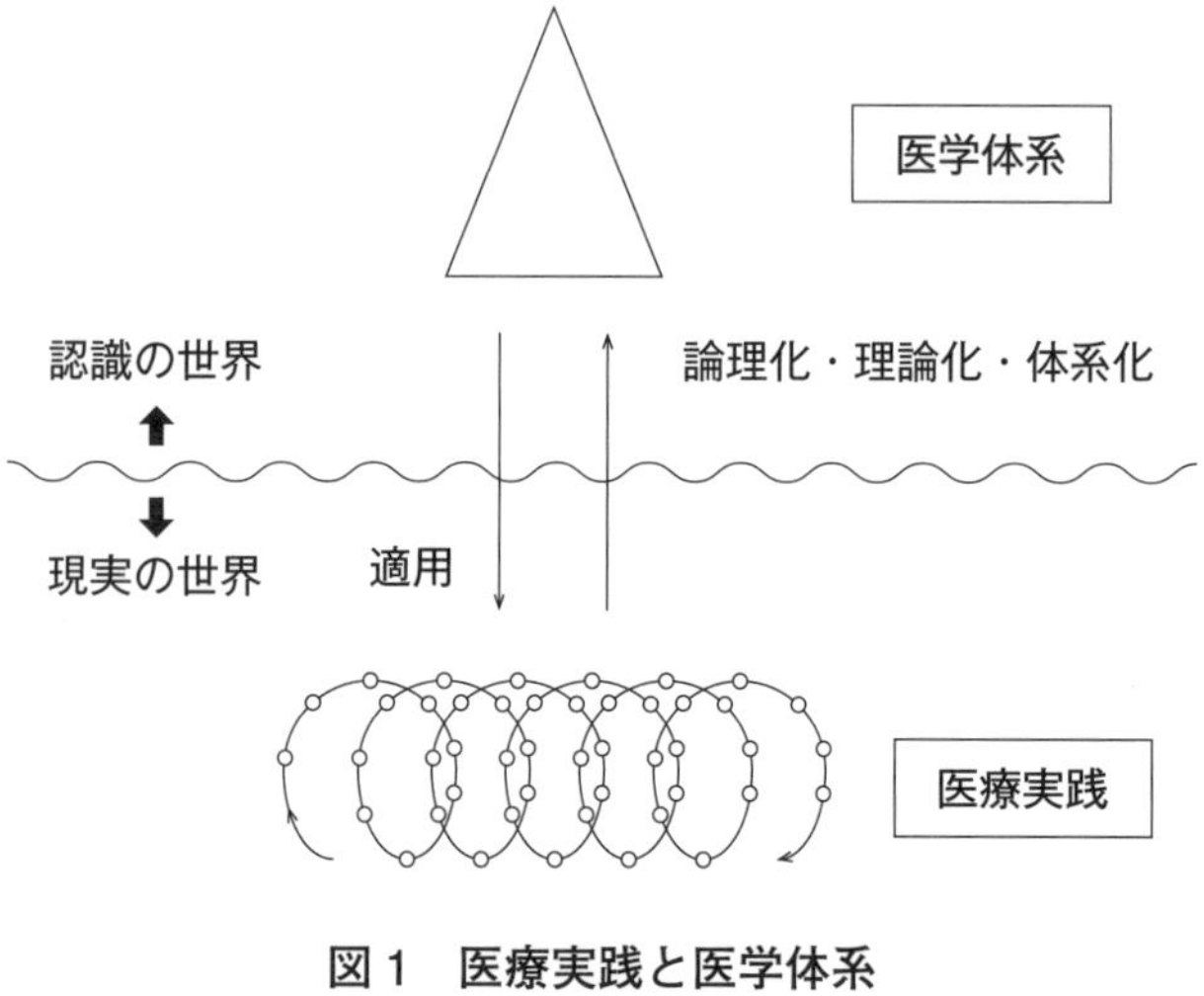


図１　医療実践と医学体系

をし、病気とその治療に関わる様々な事実を明らかにして、積み上げてきたのであり、現代の医療はその発展の上にある。

しかし認識の世界の「医学体系」は、医療実践で明らかになった事実という事実を正面に据えて、その事実の論理化をはかり、さらに理論化し、体系化することによって構築していくものであり、それはまだ、どこにも存在しなかったのである。すなわちこの認識の世界とは、学問の世界のことである。

そもそも人類はサルから進化し、現実の世界で生きていく過程で、事物と交わり、事物を知り、さらに必要に応じて事物の構造に分け入りながら、自らの認識の世界を発展させ、文化を築き上げてきたのであるが、その文化の最高形態として歴史的に存在してきているのが、学問すなわち哲学であった。

歴史的にその哲学の最高峰にあると言ってよい、十九世紀の哲学者ヘーゲルは、その学問の世界のことを、「現実の王国」に対比して、「影の國（das Reich der Schatten）」（G・W・F・ヘーゲル著『改譯 大論理學』上巻の一、武市健人譯、岩波書店）と呼んだのである（この訳は、ヘーゲルの立場に立てば、単なる「影の国」ではなく、「影の王国」あるいは「影の帝国」と訳さなければならないのであるが）。

## 第二節　医療実践から医学体系構築への道程

さて私自身、この医学と医療の関係を明らかにすることにより、初めて「医学体系」の創出へ向けて、出立することができた。すなわち求めていたものが、医療とは次元の違う理論としての医学であることが、ようやく分かったのである。

つまり、医学部の六年間で病気の診断と治療に関わる膨大な知識を身につけ、医師として現場に出て日進月歩の医療を肌で感じながら、それでも治らない白血病を何とかしたいと取り組んだ時、試行錯誤の連続の中で切実に求めていたのは、暗闇の中で進むべき道を照らし出し、導いてくれる光だったのであり、それが理論としての医学であるということが、ようやくにして分かったのである。

もちろん六年間の医学教育の中では、そのようなことは知る由もなく、ある僥倖に恵まれて「学問への道」に大きく目を見開かされ、医学の体系化に向けて踏み出すことになったのである。

すなわち、それまで医師として、悪戦苦闘してきた研修病院及び大学病院での診療、研究に加え、それ以後市中病院さらには自ら開設した診療所で、日々医療実践を行う一方で、まさにそれらの現実の世界の医療実践の事実を、論理化し、理論化し、体系化するという、認識の世界の作業を積み重ねることにより、「医学体系」構築への道を歩き出すことになったのである。

そして、一九八六年に、『綜合看護』（現代社）誌上に発表した論文「医学の復権」で、医学体系の一般論を提示し、さらにその後、同じく『綜合看護』誌上に連載した「看護学と医学を問う」の中で、その構造を深めてきた。

その結果、「学問体系とは何か」の一般論に照らして、看護学には学問体系が存在するのに対して、医学には、いまだにそれが存在しないことを実証した論文を、『看護学と医学（上巻）――学問としての看護学の成立』（現代社）と題して、一九九七年に上梓し、さらに、新たな医学体系の構造を論じたものを、二〇〇一年、『看護学と医学（下巻）――医学原論入門』（前出）として上梓したのである。すなわちこの『下巻』においては、先に発表した、医学体系の一般論の構造論を、一般性レベルで論じたことになる。

ここで、学問体系の一般論とは何か、構造論とは何か、構造論の一般性とは何かとの質問が出るかもしれない。これについては、今挙げた『医学の復権』『看護学と医学（上巻）・（下巻）』に詳しく説いてあるので、まずはそちらを参照し、具体的には、これから本書で論じる医学体系の内容で理解していってほしい。

## 第三節　医学教育は医療実践・医学体系とどう関わるか

さて以上のように、医学体系の創出に向けて出立し、まずは「医学体系」の一般論を措定し、さらにその一般論を導きの糸として、構造論の一般性を導き出していた頃、二十世紀最後の時代となって、もろもろの悪弊が怒濤のごとく流れ出してきたが、これには我が医療界も例外ではなく、医療ミスの続出という看過できない事態が、社会問題として急浮上してきたことは、前章で述べた通りである。したがって、「医学体系」の構築は、「医学教育」のためにも、急がなければならない事態となったのである。では、「医学体系」と「医学教育」の関係は、いかなるものか。簡単には、以下となる。

まず「医学体系」と「医療実践」が、いわばオモテとウラの切っても切れない関係であるのに対して、「医学教育」は、「医学体系」と直接に関わるものではなく、媒介関係で関わるものである。では一体両者は、何を媒介として関わるのであろうか。それは、「医療実践」である。

そもそも「医学教育」とは何かと言えば、その主たる目的は、実力のある医師の養成にある。すなわち、どのような病人を前にしても、きちんとその病気が診断でき、治療できる医療実践者を育てることである。

したがって「医学教育」とは、医師にとって理想とする「医療実践」を、段階をふんで修得させることが、その内容とならなければならない。つまり「医学教育」においては、医師が、病気の診断と治療をきちんと行えるためには、どのような実力が必要かが明らかになっていなければならず、さらにそれを、どのように学ばせたら、医学生の実力となっていくのかという、上達方法論が必要であるということである。

このように、「医学体系」の創出に向けて出立した当初は、「医療実践」との関係のみを問題としていたのであるが、社会的要請により、「医学教育」に目を向けざるを得なくなったのである。

確かに「医学体系」は、古代より歴史的に積み上げられてきた「医療実践」の膨大な事実を論理化し、理論化していけば構築することは可能である。しかしながら「医療実践」の担い手である医師を育てる、「医学教育」をも射程に入れることによって、「医学体系」の構造が予想以上の深化を遂げたことも、また事実であった。これについては、いずれ論じることにする。

とりあえず、一つの専門分野として包括することのできる「医学体系」と「医療実践」と「医学教育」を、それぞれ理論化したものを図示すると〔図2〕となる。

この〔図2〕で注意してほしいのは、ここに示した「医学体系」「医療実践論」「医学教

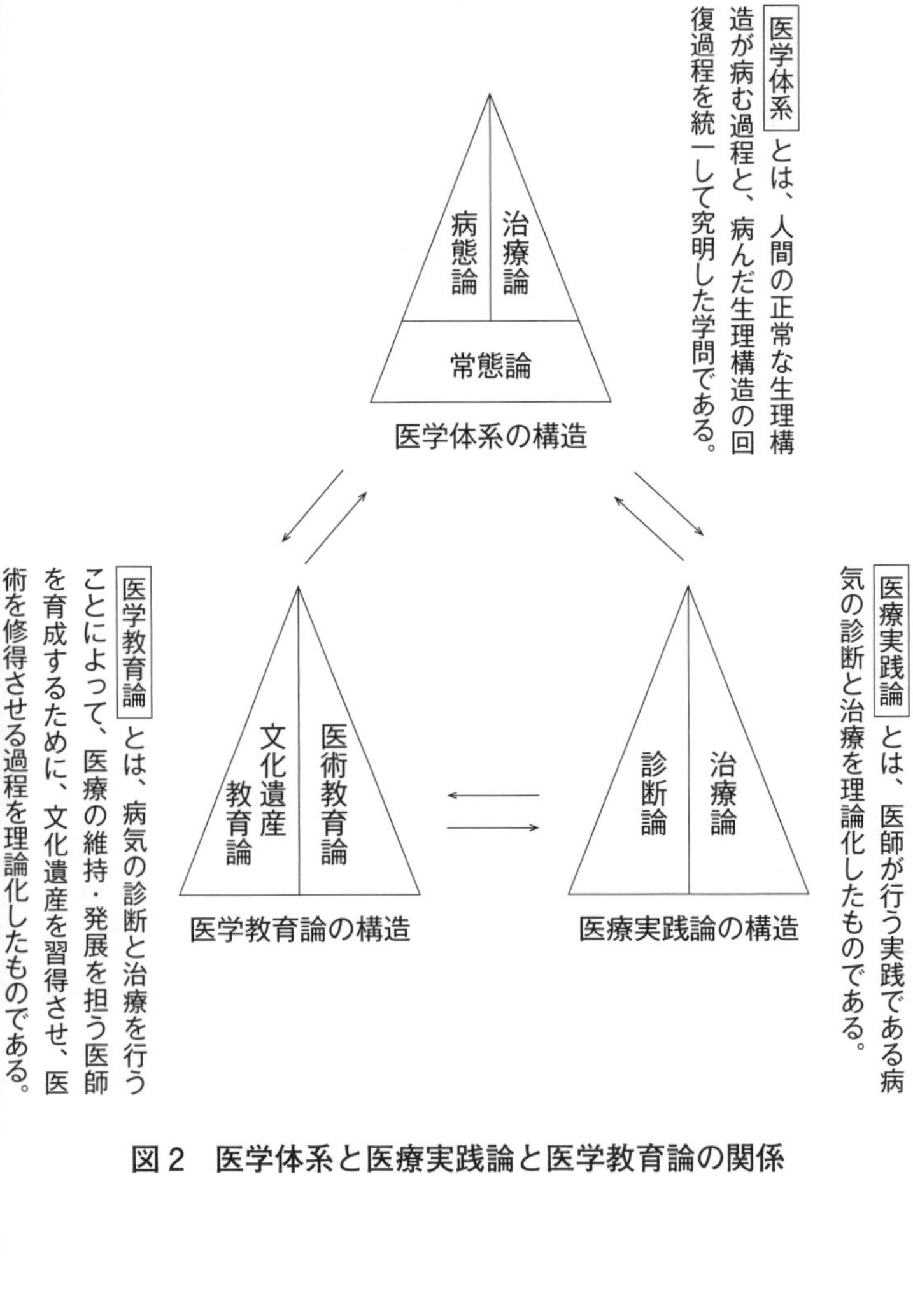


**図２　医学体系と医療実践論と医学教育論の関係**

育論」は、あくまで理論であって、〔図1〕で示した認識の世界に属するものであるということである。すなわちこの三つの理論は、〔図1〕で示した現実の世界での、医療実践の事実及び医学教育実践の事実から、論理化し、理論化していく過程を経て構築した理論体系として示してある。

## 第四節　あらゆる病気に共通な一つの筋道はあるか

さてここで、先程説いた、医学と医療の関係を思い出してほしい。医師が行う医療実践は、医学体系を把持し、それを実践に適用した時に見事になり得る、という文言である。これは、一体どういうことか。これが分かるためには逆に、医学体系を把持しない医療実践とはどのようなものかを分かる必要がある。そして、まさにそれこそが、現在医療現場で行われている実践そのものである。

すなわち医師は、人類史上五千年にわたって積み上げられてきた、無数と言ってよい病気の知識と、治療の知識をひたすらアタマに詰め込み、病人を前にした時に、自らのアタマからその知識を引き出すことによって、病気の診断と治療を行うことになる。だからこそ前章で紹介したように、医学教育改革のトップに、「学習内容があまりにも膨大になったため、精選された基本的内容を重点的に履修させるコア・カリキュラムを確立しよう」

ということになったのである。しかし、これでは何ら改革にならないことは、前章で論じた通りである。

本来、医師が病人を前にした時に必要な実力というのは、その病人にあてはまる病名を、アタマの中に蓄えた知識から引き出せるか、ということではない。

そうではなく、これまで繰り返し説いてきたように、病気とは正常な生理構造が歪んだ状態であるから、目の前の病人の生理構造の歪みを的確に判断し、なぜそのような状態になったのかを、きちんと筋道立てて把握できることが、医師にとって必要な実力なのである。

なぜならば、そこに至った過程とあわせて、現在の状態を正確に把握できて初めて、その歪みをどうしたら回復させることができるか、すなわちどう治療したらよいのかを、決めることができるからである。これについては、「医療実践としての診断とは何か」と題して、『看護学と医学（下巻）』（前出）に詳しく論じたので、参照してほしい。

しかし、ここで念のために言っておくが、六年間の医学教育において、これまで文化遺産として積み上げられてきた、病気に関わる知識を教えることが無意味であり、必要ないと言っているのでは、決してない。

そうではなく、医学生には病気についての必要な知識を教えながらも、本来ならそれと直接に（それと一緒に）教えていかなければならないこと、つまり病人を前にした時に、その病人に関わっての病気について、医師として考えていかなければならない、最も大事なことが忘れられていることを指摘したいのである。すなわち医学生には、病人の病気に関わる考え方の筋道を、しっかり教えることが必要なのに、それが忘れられているのでは⁉　と主張しているのである。

そして医学教育というからには、その医師としての実力をつけるための考え方の筋道を、必ず辿ることができるようになるまで、すなわちその考え方が医学生のアタマの中で技化《ワザカ》するまで、繰り返し学ばせることが重要なのだと説くものである。

しかし、このように言うと、現在医療現場で日々実践している医師や、大学医学部で教えている医師達は、次のような反論をするかもしれない。

「『病気についての考え方の筋道を必ず辿ることができるように技化させる』と言うが、そんなことは、土台無理な話である。なぜならば、そもそも病気に、一つの筋道などないからである。

例えば、肺炎になるには肺炎になる過程があり、これは同じ肺の病気でも、肺結核とも違うし、ましてや肺ガンとはまるで違う。さらに肺炎と言っても、赤ん坊が肺炎になるのと、老人が肺炎になるのでは、そのなり方は、これまた違う。

肝炎も、同じウイルス性肝炎でも、A型肝炎とB型肝炎では、その発病の仕方はまったく違う。ましてや、難病と言われている関節リウマチや、パーキンソン病、アルツハイマー病等は、肺炎や肝炎のような感染症とは異なる発病過程を辿ることは明らかであるが、いまだに、どうして、またどのような過程を経てそのような病気に至るのかは、不明のままである。

このように病気というものは、その原因も発病過程も、その病気によって違うのであり、それこそ千差万別である。したがって、あらゆる病気に共通な一つの筋道が存在しない以上、医師が病人の病気を診る時、『考え方の筋道を必ず辿ることができるように、その考え方を技化させる』などということは、意味がないどころか、そもそも不可能なことなのである。」

この医師達の反論の内容、すなわち「あらゆる病気に共通な一つの筋道などない」という考え方こそが、先程述べた現代医療の大欠陥なのであり、「医学体系を把持しない医療実践」そのものの、欠陥の根幹をなしているのだと分からなければならない。

すなわち、「あらゆる病気に共通な一つの筋道などない」、と勝手に思ってしまっているからこそ、自分達の過去の実践の欠陥を平気で棚上げしたままに、すべての病気のそれぞれの知識を、バラバラに次から次へとただひたすらに記憶をし、病人を前にした時に、その病気を診断するのに必要な知識を、自らのアタマから取捨選択して引き出してくるのが、現在の医師の実践形態の主流なのである。

したがって、おのずと現代の医学教育も、その膨大な知識を何らの工夫もない無差別さで、とにかく覚えさせることに主眼が置かれることとなる。

## 第五節　歴史的に病気はどのように分類されてきたか

では、本当に病気は千差万別で、「あらゆる病気に共通な一つの筋道」は、ないのであろうか。答は、「否！」である。すなわち、「あらゆる病気に共通な一つの筋道」はあるのである。そして、この「一つの筋道」を導き出すことこそが、医学を体系化することに関わるのである。少し説明しよう。

確かに病気は、現象形態としては、様々である。例えば肺炎は、発熱、セキ、タン等の症状が主として現象し、肝炎は、食欲不振、全身倦怠感、黄疸等の症状が主として現象する。また大腸ガンは、腹痛、下痢、便秘、血便等の症状が主として現象し、アルツハイマー病は、もの忘れ症状が主として現象する。

ここまではその通りであり、病気を理解するうえで、それらの症状を知ることは重要である。すなわち病んでいる臓器を思い浮かべれば、その症状はつながって出てくるのであり、これらは少しは筋道として捉えようとしているからである。つまり、病名を聞けば、それらの症状がつながりとして、容易に思い浮かべられるということである。

しかしこの過程を辿るのは、単なる医学生としての学びであって、現場における医師は、この逆の過程を辿らなければならない。すなわち今挙げたような病気の具体的な症状から、病気そのものを逆に診てとらなければならないとなると、どうなるであろうか。発熱があり、セキとタンがあったら、即肺炎と診断してよいと言う医師は、いないはずである。また、腹痛、下痢、便秘、血便の症状があれば大腸ガンと診断してよいと言う医師も、いないはずである。なぜならそのような具体的な症状は、いくつもの病気につながっていくからである。だからこそ医師であるならば、患者の全体の印象から、まずいくつかの病気を疑いながら、「発熱は？　セキは？　タンは？」とたたみ込むように聞き、さらに診察しながら、そのいくつかの病気の中から、確実な病気の像を、アタマの中につくりあげる作業をしていかなければならないのである。

したがって、病状の具体性をある程度集めて、何らかの病気を特定しきることは、経験の浅い医師には不可能に近い現実がある。では、どうしたらよいのであろうか。これについては、この後詳しく説くことになる。

ともかく以上のことからも理解できるように、これらの病状としての現象形態を見る限り、まさに病気は千差万別であり、共通性など何もないように思える。例えば、「セキ・タン」と「もの忘れ」に、何ら共通性は見てとれないであろう。では再度問うが、本当に

「あらゆる病気に共通な一つの筋道」など、あり得ないのであろうか。

その答に辿りつくために、回り道にはなるが、まずは人類の歴史を遡って、医療の実践を見てみることにしよう。そうすると、以下のことが分かってくるはずである。つまり古代の医療はまさにこのように、医師が自らの感覚器官で捉えられる限りの、病気の現象形態に対応したものからの出立であった、ということである。それだからこそ、古代の医療の集大成を成し遂げたヒポクラテスは、様々な病気の現象形態を、こと細かに記載したのであり、それが現在『ヒポクラテス全集』（大槻真一郎訳、エンタプライズ）として残されているのである。

しかしヒポクラテス以降、人類の文化の二千年以上の発展は、現象形態としては千差万別である病気にも、それなりの共通性があることを、見てとることを可能にしていくのである。だがそれも、歴史的に様々な病気の現象形態の知識が積み重なることにより、また人類の技術の発展により、その病気の構造に立ち入ることができるようになって、可能となったのである。この歴史的過程について、ここで言及する余裕はないが、その集大成こそが、現在「医学教育」なるものに使われている、「教科書」であると言える。

「教科書」と言えば、余談になるが、医学生時代、そろえなければならない教科書のあまりにもの多さと、加えるにそのどの一冊にも例外のないぶ厚さ、さらにはその値段の法外とも思える高さに驚き、これらをすべて購入し、その内容を全部覚えなければならないのかと、腰を抜かさんばかりに驚き、かつ嘆いたのは、私一人ではないであろう。

基礎医学だけでも、「解剖学」「生理学」「生化学」に始まり、「胎生学」「細菌学」「薬理学」等々の教科書が必要となる。さらに臨床医学に進めば、「内科学」「外科学」の教科書はもちろんのこと、「小児科学」「産科学」「婦人科学」「整形外科学」「泌尿器科学」「皮膚科学」「耳鼻咽喉科学」「眼科学」「放射線科学」等々の、それぞれの教科書が必要となるのである。

しかしながら皮肉をまじえて少し評価すれば、実はこのように、それぞれの教科書に分けることができるようになったこと自体が、病気をそれなりの共通性によって分類できた、ということの証左でもあるのである。

歴史的に、なぜそのように分類されてきたのかの過程は、機会があれば言及することとして、とりあえずこれらの教科書から読みとれることは、現在病気の分類は、まず大きくはその病んでいる器官は何か、という共通性に基づいてなされている、ということである。

これは今挙げた、「整形外科」「泌尿器科」「皮膚科」「耳鼻咽喉科」「眼科」等を見れば、一目瞭然である。さらに「内科学」の教科書を開けば、目次は、「神経疾患」「呼吸器疾患」「循環器疾患」「消化器疾患」……とあり、「外科学」の教科書には、「脳外科」「呼吸器外科」「循環器外科」とあって、病気が器官別に分類されていることを示している。なぜこのように、病んでいる器官は何かという共通性によって、病気が分類されているのかと言えば、それが分類としては、最も簡単であるからである。

歴史的に見るならば、先程触れたヒポクラテスの時代以降、「様々な症状を呈してくるのは、一体、体の内部がどうなっているからなのかを見たい」と渇望する医師達は、次第に人体解剖を行うようになり、外から見ているだけでは分からなかった、人間の体の内部構造を、少しずつ知ることになっていった。

そしてそれらの知見が積み重ねられた結果、人間の体の内部構造、すなわちそれぞれの器官の正常なあり方が明らかとなり、それと比較することによって、それぞれの器官の病んだあり方が、少しずつ確定されていったのである。さらに、近年に至っての技術の発展は、見て分かる人間の体の各器官の実体構造ばかりでなく、実験等の手法により、その働きの構造をも、次々と明らかにしていった。

例えば、血液が心臓によって体内を循環させられているのを発見したのは、十七世紀のウィリアム・ハーヴェーであり、肝臓がグリコーゲンを合成していることを証明したのは、十九世紀のクロード・ベルナールであった。こうして明らかにされていった各器官の正常な働きに比較して、その器官の働きの病みをも、次第次第に確定していったのである。

このような病気の解明の歴史的な流れを経て、現在の病気の分類が行われているのであるから、その分類は、まずは大きく「病んでいる器官は何か」という共通性に着目してのものであることは、当然と言えよう。

さらに、現代医学における病気の分類は、それのみに留まるものではない。例えば、「内科学」「眼科学」「皮膚科学」等の教科書の目次を見てもらえば分かるように、同じ器官の病気にしても、ウイルスや細菌が体内に侵入することによって起こる感染症、様々な刺激に対して体が過剰に反応してしまうアレルギー疾患、細胞が異常に増殖することによって起こる腫瘍性疾患等という分類もなされている。これらは、病気の原因と思われるものの共通性に着目した分類であるといえよう。これらも、光学顕微鏡や電子顕微鏡の開発、組織培養、細胞分離といった実験手法の確立等々、技術の発展によって可能となったものである。

## 第六節　医学教育における教科書の重要性

さて以上見てきたように、現代の医学教育で使用されている教科書なるものの中身は、これまで文化遺産として積み重ねられてきた病気の知識を、それなりの共通性に着目して、いいいいいい、それなりに整然と記載したものである。

それでは、先程から問題にしている、「あらゆる病気に共通な一つの筋道」が、これらの教科書に記載してあると言えるのであろうか。そして、これらの教科書をまともに学べば、「病気についての考え方の筋道をしっかりと辿ることができる」ようになる、と言えるのであろうか。

答は、残念ながら「否！」である。なぜ「否」かと言えば、現代の教科書のレベルは、学問のレベルからすれば、せいぜいよくて現象論のレベルであり、決してそれ以上ではないからである。すなわち、心臓の病気、肺の病気と、それぞれ病んでいる器官は何かという共通性で分類はされていても、それらの病気のすべてを貫く共通性は、何ら示されてはいないのである。

ここで念のために、初心者用の学問用語である、「現象論」の説明をしておきたい。現象論とは簡単には、現象を論じることであるが、「現象を論じる」とは、現象の性質を説いて明らかにすること、すなわち現象の性質の一般性を論じることである。そもそも現象とは読んで字のごとくに、現われている〔象＝形〕を言うのであるが、この現われた形（象）は、まずは目に見えるものであるので、形（象）が少しでも違えば、「異なっている」としてしまいがちになる。

しかし、その形が違っているように見えても本当は同じもの、同じ性質のものとしてとり扱うようになれることを、現象をしっかり見てとれるというのであり、そこから現象の性質の共通性を見てとれるようになって、その性質を説明できるようになった時に、現象論と言うのである。

例えばごくごく分かり易く言えば、現象論とは、植物の花は花として見てとることができ、茎は茎として見てとることができ、葉はたとえどんなに花のように見えるものでも葉として見てとることができて、花とはどういうものか、茎とはどういうものか、葉とはどういうものかを論じられるというレベルである。しかしながら、花も茎も葉をもすべて包含した、植物とは何かというレベルでは論じられないということであり、だからこそ学問のレベルで、「現象論でしかない」と言うのは、まだそれは学問としては「初級者クラスである！　もっと研究しろ！」という意味で、通常は用いられるのである。

このような観点からするならば、医学の教科書は、心臓が病んでいるという共通性に着目して、心臓の病気を並べているけれども、ではそもそも心臓の病気とは何かさえ、明らかにしていないのであるから、正確には現象論にも至っていないということになる。

しかしここで、次のことだけは強調しておきたい。それは、現段階の医学教育において、教科書を使用させることの重要性についてである。なぜそれを強調しなければならないかというと、現在あちこちの大学の医学教育において、教科書を使用せず、教官自らが作成したプリントで学ばせる大学が、とみに増えてきているからである。

そうすると、「それぞれ専門の教官達が、自分の専門分野について、責任を持って作成したプリントで学ばせることが、どうしていけないのか。その方が、最新の知見も盛り込むことができるのに、何が問題なのか」と、いぶかしく思う読者もいるかもしれない。

しかし、医学生には、あくまで教科書で学ばせなければならない。なぜなら教官作成のそれぞれのプリントでは、とうてい医師としての実力はつかないからであり、もっと言えば、これは、医学生のアタマのつくり方の問題であるからである。では一体、プリントと教科書では、医学生の実力の養成の上で、何がどう違うのだろうか。

端的に言うなら、教科書はどのような素人レベルのものであっても、教科書という名がつくものはすべて、対象とする病気の全体像をまず明らかにし、そこから個別の病気に入っていっているのであり、しかもその個別の病気の記載の仕方は、必ずそれなりに一貫して説いてあるものである。どんなにレベルが低いものでも、しっかりと月日をかけて練りに練って作成されたものである。なぜなら、教科書とあれば他大学の教官の目にも触れて、作成者の能力がはかられてしまい、言い訳は通らないからである。

しかし教官作成のプリントなるものは、忙しさの合間につくられた、現在思いつくままの必要事項を、寄せ集めただけのものでしかない。それだけにそこには、まず学ぶべき分野の全体像がなく、しかもどの病気を取りあげるか、さらにその病気をどのように記載するかは、それぞれの教官の、その時々の思い入れによって、バラバラとなるのは必定である。またそこに欠陥があっても、「あれはプリントで……」と逃げることもできるのである。

ではと言うことで、教科書で学ばせる場合と、プリントで学ばせる場合に、医学生のアタマがどのようにつくられていくのかを、具体的に問題として見よう。

## 第七節　教科書による医学生の具体的な学ばせ方

まず、医学生を教科書で学ばせる場合、その教科書の目次を見せることによって、これから学ぶ分野に、およそどのような病気があるのかの全体像を、把握させることができる。例えば、これから内科を学ぼうとする時に、手元にある『必修内科学　改訂第五版』（藤田拓男他著、南江堂）を開くと、目次は次のようになっている。

第一章　神経疾患
第二章　呼吸器疾患
第三章　循環器疾患
第四章　腎臓疾患
第五章　消化管疾患
第六章　肝・胆・膵・腹膜疾患
第七章　代謝疾患
第八章　内分泌疾患
第九章　血液・造血器疾患

第十章　アレルギー疾患、免疫病、自己免疫性疾患
第十一章　膠原病およびリウマチ性疾患
第十二章　感染症
第十三章　寄生虫疾患
第十四章　中毒
第十五章　物理的因子による疾患

この目次を、一通り眺めた医学生は、「そうか、これから内科で学ぶ病気は、このようなものなのか」と、漠然とであれその全体像、すなわち病気の現象形態をとにかくアタマに入れることができる。そしてこの全体像から、それぞれの病気、例えば「内科の病気」の中の、「呼吸器疾患」の中の、「肺炎」とはどういう病気かを学ばせていくことになる。

そしてここでも、先程挙げた教科書の特徴、すなわち「個別の病気の記載の仕方は、必ずそれなりに一貫して説いてある」ことが、大きな利点となってくるのである。その教科書としての特徴を、『必修内科学』（前出）の「初版　序」が端的に表わしているので引用しておこう。

今日、医学はそれぞれの分野でますます細分化されるとともに、一方ではやや

もすると稀薄になりがちな相互の関連を密にし、統合することが強く要求されている.

この複雑・多岐にわたる新しい時代に医学を学ぼうとする人々にとって、膨大な内科学をいかにして学ぶかは、きわめて困難なことである.

……中略……

この「必修内科学」はガイドラインに沿って企画された最初の教科書であり、数々の特徴を有する.まず八〇〇頁という限られた頁数に、できるだけレベルの高い内容を盛り込みたいとの意図のもとに、多人数による分担執筆者の弊を避け、少数の執筆者が一章ごとを分担した.このさい相互の連絡を密にして、できるだけ重複や矛盾を避け、読みやすく、理解しやすいように心がけた.

本文の構成もできるだけ統一して、各章を総論・各論にわけ、総論では、Ⅰ.その疾患へのアプローチから始め、Ⅱ.主要症候と病態生理、Ⅲ.診断指針、Ⅳ.治療の順に解説し、とくに病態生理の項を重んじた.ついで各論はできるだけ重点的に記述し、しかも小項目も落とさないようにと心がけた.とくに主要項目では本文の理解を助け、知識の生理に役立つよう、はじめに「ポイント」をかかげたことも本書の大きな特徴といえよう.

ここに書かれてあるように、この教科書は、「膨大な内科学をいかにして学ぶか」に工夫がこらされている。それは、「ますます細分化」された内容を、「相互の関連を密にし、統合する」という工夫である。そしてそのために、「本文の構成もできるだけ統一して」あるのであり、そのように統一するために、「多人数による分担執筆者の弊を避け、少人数の執筆者が一章ごとに分担し」、しかも「相互の連絡を密にして」、教科書を作成したのである。

さらにこの教科書のよい点は、それぞれの病気の説明に入る前に、「ポイント」として、その病気の要点がまとめてあることである。このような教科書を使って学ばせると、医学生のアタマは、まずはどのような病気を学ぶにしても、全体像としての目次から入り、その中のどの分野に入る病気なのかを確認し、それから個々の病気に入っていく。そして、最初にその病気の「ポイント」をしっかりアタマに入れて、次に「序」に記載されているように、「I．その疾患へのアプローチ」、「II．主要症候と病態生理」、「III．診断指針」、「IV．治療」の順番で理解していくことになる。

内科が対象とする病気のすべてを、医学生が必ずこの順序で学んでいけば、それぞれの病気が、およそどのような病気で、どんな症状があり、体の中のどこにどのような変化があり、それを診断するにはどうすればよいのか、さらに治療はどのようなものがあるのか、という一つの筋で、アタマの中に整序されていくのである。

そして、またあらためて目次を眺めれば、学んだ病気と、まだ学んでいない病気が明らかとなり、内科として学んでおかなければならない病気を、一通り網羅することができるものである。

## 第八節　教科書を使わない医学教育の弊害

それに対して、教科書を使わず、それぞれの教官がそれぞれに作成したプリントだけで学ばせると、どうなるか。

医学生は、例えば内科では、およそどのような病気を、どのような分類で学ぶのかの全体像がないままに、それぞれの教官が専門とする病気の説明を聞くことになる。しかも、医学部の教官達はとても悲しいことに、ほとんどが大学病院の専門医であり、研究者であるだけに、自らが専門として深く関わっている細かな病気については、ここぞとばかりにそこだけを、最新の知見を交えて自慢げに披露することに熱心になり、逆に自らの専門外の病気については、診療経験も乏しいだけにとたんに不熱心になり、よくて簡単な説明で終わってしまうのが通常であり、ひどい教官はそんなのは大した病気ではないと、手を抜くことにもなるのである。

その結果、医学生のアタマの中には、それぞれの仕方で説明された、それぞれの病気のアンバランスな知識が、何とも整序されないままに不様に蓄積していって、それらの病気の共通性等はまったく不明なままに、医師になっていくことになるのである。

以上のことから、医学教育において、教科書を使わせることがいかに重要か、分かってもらえたであろうか。

先に説いたように、医学教育で使用されている教科書は、これまで文化遺産として積み重ねられてきた病気の知識を、それなりの共通性に着目して、それなりに整然と記載したものである。そのような教科書を使用しない傾向にある、昨今の医学教育は、改革と叫びながら、逆に医学生のアタマを混乱させ、結果として実力低下を招いているのが現状なのである。これは、分かり易く喩えるならば、次のようなことになる。

教科書を使って学ばせるのは、まずタンスをしっかりとつくらせ、それぞれの引き出しに、セーターならセーター、シャツならシャツ、靴下なら靴下をしっかりと分けて収納させていくやり方である。

それに対して、それぞれのプリントで学ばせるのは、最初にタンスをつくらせることをしないため、セーターやシャツや靴下が、段ボール箱に詰め込まれ、あちこちにそのダンボールだけが、うずたかく積み上げられていくようなものである。必要な時に必要なものが、素早く正確に取り出せるのがどちらかは、明らかであろう。ダンボールの山積みでは火事にでもなった時、きちんと必要な衣類を取り出すことは不可能なように、緊急を要する患者の場合、以上のようなていたらくでは、どんな診断・どんな治療になるかは、一目瞭然というものである。

## 第九節　医学教育に取り入れられたチュートリアル批判

このように言うと、「まるでわざと文句をつけているようにしか思えない」といぶかっている、医学教育に携わる教官達からは、次のような反論が出るかもしれない。

「教科書を使うにしろ、プリントを使うにしろ、これまでのように、知識を一方的に与える教育方法が問題なのである。これでは学生に実力がつかない。だからチュートリアルと言って、具体的な症例をプリントで与え、学生達が少人数グループに分かれて、自ら調べ、討論して、自分達の力で診断をつけていく方法が、現在医学教育に導入されているのである。これによって医学生達は、自ら問題を解決していく実力を養うことができるようになる」と。

確かに、このチュートリアルなるものは医学教育界での流行として、現在各大学で取り入れられている。しかし現在行われている方法で、チュートリアルなるものを行っても、これは「百害あって一利なし」、すなわち医学生の実力はつくどころか低下する一方であると断言しておく。文句ばかりではまずいので、念のために一筆しておこう。

このチュートリアルなるものが、医学教育の教育方法として成功するためには、二つの条件が必要となる。一つは、医学生達が、チュートリアルを行う前提として、先程説いたように、教科書を使って、病気についての知識をきちんと整序して、アタマに入れていることであり、もう一つは、その討論のチューターに、その討論をしっかりと病気に関わって筋を通して導いていけるだけの、論理的な実力が備わっていることである。

これがどういうことかについては、いずれ稿を改めて論じることにしたい。いずれにしても、この二つの条件が満たされない限り、このチュートリアルによる医学教育は絶対に成功しないのであり、かつて教育界で一世を風靡した、いわゆる「仮説実験授業」と、論理的には同じく、早晩衰退の運命を辿ることになることは、予言しておいてよいであろう。

## 第十節　医学生の実力がつく基本から応用への学びの過程

以上から分からなければならないことは、教育、すなわち人間の認識の発展のさせ方には、しっかりとした王道があるのだから、そこを辿ってこそ見事な医学教育になるのだということである。その王道とは、簡単に言えば、「基本をしっかりと身につけさせてから、その応用つまり使い方を学ばせなければならない」ということであり、その逆では、決して実力をつけさせることはできないということである。

この基本技の重視は、武道界やスポーツ界ではすでに常識であろうが、医学教育においては、少しも重要視されていないのが悲しい現状である。しかし、医師としての実力以前の、医師として必要な知識の習得すらも、その王道にのっとれば容易であることは、次のような我々の医学教育実践で証明されている。少し紹介しておこう。


某国立大学医学部学生Aは、四年生まで、特に指定された科目以外は教科書を持たず、それぞれの教官の配布したプリントで勉強し、試験の際には、そのプリントと、先輩から回ってくるいわゆる「過去問」で勉強し、試験をのりきっていた。しかしそのあまりの実力のなさ、すなわち教わったはずの知識さえ忘れているという現実に驚き、学生Aに、各科目の教科書をそれぞれ一冊ずつ（なるべく薄く分かり易いもの）、すべて揃えさせた。

そして五年生になっての臨床実習の際に、二週間でローテーションするその間に、その科の教科書を、目次から入って、およそどのような病気があるのかを一通り目を通させ、その教科書の記載内容を、実習で見た現実の病人の事実でイメージできるように学ばせた。こうして、一年間の臨床実習を終了した時には、学生Aは各科の教科書の内容全体が、アバウトではあってもアタマに定着し、個々の病気に関しては、少しずつ具体的な像が描けるようになっていった。

六年生になると、学生Aは、周囲の学生が、すでに一年も前から国家試験対策として、国家試験問題集に取りかかっているのを見て、さすがに焦りを感じてきたが、それでも応用問題に取りかかる前に、基本をしっかりと身につけることが大事であると諭して、夏休み前までにもう一度、特に理解が不十分と感じている教科を中心に、教科書を復習させた。

そして、六年生の夏休みからようやく、国家試験問題集に取り組み始め、その問題で分からなかったところは、それぞれの教科書に戻って理解し、また教科書には載っていない、しかし国家試験には出題されている最新の知見に関しては、教科書につけ加え……という形で、問題集の問題を解きながらも、あくまで教科書を中心にした、国家試験の勉強に取り組ませた。

これは、先程の喩えで言えば、まずはしっかりとタンスをつくり、そこに必要なものをきちんと収納し、必要な時に素早く取り出す訓練をし、足りなかったものはまた引き出しに加える……ということを繰り返すことによって、タンスの中身をより立派にし、またその使い方を見事にしていく過程であった。

こうした勉強により、初めて受けた六年生の夏休みの国家試験模試の成績が、下位十パーセントに入って愕然とした学生Aであったが、その後の数ヵ月間でぐんぐんと実力が上昇し、国家試験直前の最後の模試では、上位十パーセントに入る成果をあげ、難なく医師国家試験に合格したのであった。

このように、まずは文化遺産を整序して身につけるという、基本を重視した学びこそが、単に国家試験の合格に役に立つということではなく、卒後の医師としての実践に、必ず役立つものとなるのである。これについては、またいずれ論じることにしたい。

さて、医学教育において、教科書を使用することがどれほど重要か、その教科書をどのように学ばせたらよいのか、また現在さかんに取り入れられているチュートリアルはなぜだめなのか、さらに医師国家試験に受かる実力は、どのようにしてつけることができるか……など、話が多岐にわたってしまった。

これらは、医学教育における主要な問題であるので、これまでの『医学教育 概論(1)〜(6)』(前出)に加えて、現在『学城』(前出)誌上に連載中の「新・医学教育 概論」で、順次説いていくこととして、ここでは本論に戻ることにする。

# 第三章　医学体系は医療実践から導き出した論理の大系である

## 第一節　学問とは現実の王国に対して精神の王国である

本書は、「体系化された医学」を説いていくものである。すなわち、そもそも医学体系とは何かに始まり、医学を体系化するとはどうすることなのか、そしてそのような過程を経て構築された、医学体系とはどのようなものなのかを、順次説いていくことになる。

しかしそれらを説くにあたって、まず明らかにしておかなければならないことがあったのであり、それが第一章、第二章の内容であった。その内容を端的に言えば、「医学体系」と「医療実践」、「医学教育」との関係であり、結論的には、その三者の関係は次のようなものであった。

「医学体系」は、「医療実践」の事実を論理化し、理論化し、体系化した場合に「医学体系」となるのであり、逆に「医療実践」は、そのようにして構築された「医学体系」を把握し、それを実践に適用した時に、見事な実践になり得るのである。さらに、そのような「医学体系」を把握した見事な実践を行えるような医師を育てるのが、本来の「医学教育」（厳密に言えばこれは「医療教育」ということになるのであるが、これまでの慣習に従って、ここではこう呼んでおくことにする）でなければならない、というものであった。

このように、まずこの三者の関係を明らかにしたのは、これから説いていく、「医学体系」構築の目的、及びその意義を、しっかりと理解しておいてほしいからでもあった。本章は、その理解に関わって、少し補うところから始めることとする。

そもそも「学問体系とは何か」と問われれば、以下のように答えることになる。

我々人間は、サルから進化して人類としての発展を遂げてきたが、その発展の中身を、全体的、一般的、具体的、専門分野的、のすべてにわたって、それらを総括かつ統括すべく問うことが、学問の使命なのである。それだけに、「学問とは何か」は人類の歴史に問うことによってこそ、真の答が出てくることになる。それゆえそこを人類の歴史に尋ねるならば、それは人類の発展（進化）過程が構築してきた中身の中の、最高の文化形態としての、観念的な実体として結実したものこそが、学問となるべき内容そのものであることが理解できよう。すなわち本来人類が開拓・構築したものは自然、社会としての実体そのものではあるが、その実体を開拓・構築したものは、結果としては頭脳による実体と言ってよいほどに、見事に凝縮した認識たる観念（精神）であると言える。

　つまり、人類は頭脳の働きを通して外界に働きかけ、その外界（自然的世界）を人間の世界に変化させることを、繰り返し行って発展してきている。この外界を人間の世界に変える原動力は、頭脳活動による究明そのものであると言ってよいが、その頭脳活動をそのものとして「置く」のではなく、それを学的レベルに、つまり理論的に体系化すべく、活動の実践形態をも究明していくことが、学問への道となる。ところが、外界（自然的世界）は物質として一体的・体系的に存在し、一体的・体系的に発展してきた存在である以上、そこに働きかける頭脳活動もまた、自然との一体性・体系性を持つように育っていくことになる。これを人間の自然化という。

　一方その自然は、人間の働きかけを通して変化させられ、自然の人間化となってきているのが現在の自然であるが、それらをしっかりと過去から現在にわたって把握するためには、どうしても原的自然の一体化・体系化を分からなければならないし、それを通して頭脳活動が、どうその一体化・体系化を崩しながらも、自然と上手に関わってこられたのかを、分かることが大切である。

　この作業をしっかりと行うことこそが、行えるようにすることこそが、学問の本質であり、学問の目的であり、学問の修得過程、かつ構築過程でもあるのである。端的には、現実世界の人間は、外界の人間化を果たす過程で、それらの一体化・体系化のために、現実を人間の王国（kingdom）として構築してきた歴史を持つが、それに対して頭脳活動の一体化・体系化をしようと志して努力したものが、学問化の中身である。それだけに、頭脳活動を学問的に一体化・体系化するのは必然性であり、これを現実の王国に対して、精神の王国（またはヘーゲルが言ったように影の王国）と称することにもなるのである。

つまり学問とは〔図1〕にも示したように、認識＝観念の世界に属するものであり、それは現実の世界の歴史性を、頭脳活動の歴史性として、一体化・体系化することにほかならないものである。それゆえ学問を学ぶ人達は、現実の王国（世界の歴史的発展性）を、すべての学問分野にわたって自分の文化として構築し直し、そこをふまえて、自らの頭脳活動の王国を構築していくことこそが大切なのである。

## 第二節　学問体系は現実の世界と何重にもつながっている

以上説いてきたように、学問体系とは現実の世界の実体そのものや、その一般性的実在、すなわち現象的に実在するものではないのである。

では学問体系は、現実の世界とはまったく無縁のものなのであろうか。その答は、これまでしっかりと学問の実態＝中身を説いてきたように、「否！」である。断じて否！　なのである。ここで分かってほしいのは、学問体系は現実の世界と、切っても切れないものとして、何重もの構造でつながっているのだということである。

それは一体どういうことかについては、もう一度先程の文章を読み直してほしい。さらに、学問体系が現実の世界と、何重もの構造でつながっていることを、誰もが理解できるように、もっと分かり易く説き直すならば、次のようになる。

まず学問体系は、人間の認識が構築する観念的実体であるが、その構築する主体である人間そのものは、まさに現実の世界に実在するものである、というつながりがある。すなわち学問体系は、それまでの人類の歴史を背負った、その時代に生きている人間の、脳の機能である認識が構築するものであり、当然にその歴史的、現実的世界を反映し、その歴史的、現実的世界に規定されたものとなる。

さらに学問体系というものは、これまでの学問の歴史を遡ってみれば明らかなように、時代と切り離されて、単に一個人の「真理の探究」というレベルでの願望で、構築されたものでは絶対にない。それは、その時代の要請による必然性として、またその時代の熟成による偶然性として構築されたものであり、そういう意味から言っても、学問体系は、現実の世界と無縁であるどころか、まさしく〝その時代の学問体系〟と言えるほど、時代に密着しているものである。

例えば、あらゆる学問の祖とされる古代ギリシャの学問も、通常考えられているような、現代の哲学者と呼ばれるいわゆる閑人達の、「真理の探究」によって産み出されたものでは、決してない。それは自らの国家を、他国の侵略から守り、存続、維持、発展させるという現実の必要性から、国家の指導者達の叡智を結集し、その結果として構築されたものだったのである。これについては『学城』（前出）第二号に掲載された、悠季真理の論文「古代ギリシャの学問とは何か」を参照してほしい。

また、それから二千年の時を経て、体系化を志して構築されたヘーゲルの学問も、当時のヨーロッパ諸国の発展に遅れをとったがゆえに、何とか巻返しをはからなければならないという、プロイセン王国の切実な要請に大きく関わってのことであり、またカントからフィヒテ、シェリングと発展してきた学問の熟成に、大きく負ってのことだったのである。

さらに現代の日本に目を転じてみれば、学問体系としての看護学の創出もしかりである。第二次世界大戦後、健康概念の拡大と、医療技術の急速な進歩は、それまでの看護界に多大なる変化と発展を求めることとなり、高度な専門教育を求めて大学教育が開始されたのであるが、医師が行う医療実践とは、明らかに異なる専門性としての看護実践を、社会的に認知させるためには、学問としての看護学の創出が必要だったのである。

まさにこの時代の要請に見事に応え、歴史上初めて、また他の学問分野、特に隣接分野の医学に先がけて、看護学体系を構築し得たのが、日本の看護学者薄井坦子であった。これについては、『看護学と医学（上巻）』（前出）に詳しく論じたので、参照されたい。

以上の例からも明らかなように、学問体系は、認識＝観念の世界に属するものではあるが、現実の実在の世界と、何重もの、幾層もの構造を持ったつながりを有するものであるだけに、本物の学問体系とは、現実の世界をしっかりと究明することなしに、アタマの中に勝手につくりあげることのできる、いわゆる思弁的学問体系等では絶対になく、それは、現実の世界の事実そのものから論理を導き出し、理論化し、体系化することによってこそ、構築できるものである。そのためにはまさに現実の世界を、歴史性を持ったものとして対象とし、その対象と格闘するレベルの実践を要求されるのは当然である。

したがって、医学の分野という世界の中の小世界であっても、そこを観念的実体としての「医学体系」として構築するためには、客観的世界である医療現場における、医師としての命懸けといえるレベルの、医療実践が必須であるということでもある。

だからこそ、古代ギリシャのヒポクラテスの業績をふまえ、同じく古代ギリシャのアリストテレスに深く学び、さらに医師としての医療実践を行った古代ローマのクラウディウス・ガレノス（一二九〜二〇一頃）は、素朴ながら自らの医学体系なるものを構築できたのである。それはこの時代としては見事な業績と称賛できるものであり、この体系は実にこの後十数世紀にわたって医学界に君臨したのである。

しかしそれはその時代性ゆえに、すなわち人体の内部構造に、実体的にも機能的にも分け入る術《スベ》がまだなく、さらに論理化できる認識の実力は、歴史的に見れば人類において、まだまだ望むべくもない時代であったがゆえに、本当の意味での「医学体系」にはなり得なかったのは、当然と言えよう。

## 第三節　医学体系は医師としての実践なしには構築できない

ここで医学体系の構築に関して、もう一人の先達を挙げておくことにしたい。それは昭和十六年に世界に先がけ、大阪帝国大学医学部で『医学概論』（誠信書房）を出版した、澤瀉久敬《オモガタヒサユキ》である。

この『医学概論』については、『医学の復権』（前出）で取りあげ、詳細に論じているので、興味のある人は是非読んでほしい。なぜこの書を取りあげたのかと言えば、筆者自身が当初、「看護の分野には学問体系があるのに、医学体系がない」ということに、どうしても納得できず、図書館であらゆる書物を渉猟した結果、「医学とは何か」を論じているこの書に出会い、「あるではないか！　医学にも学問体系が」と欣喜雀躍したからである。

しかし読み進めていくうちに、驚くことになった。それは著者澤瀉久敬は、戦前の日本の哲学のメッカであった京都帝国大学文学部で哲学を学び、さらに当時日本の哲学界の第一人者たる、田邉《タナベ》元《ハジメ》の直系の弟子である哲学者であって、医師ではなかったのである。

したがって彼の『医学概論』の内容は、検証すればするほどに、「医学とは何か」にしても、「病気とは何か」にしても、概念化された文字が並ぶだけで、見事に体系化の形式を整えてはいるが、それは決して事実から導き出したものではなく、歴史的な文献を検討した結果、つくりだしたものでしかなかったのである。例えば澤瀉が「病気論」の礎石に据えた「生命現象の定式」なるものは、哲学者デカルトの二元論から横すべりさせたものであった。

澤瀉自身はその著書『医学の哲学』（誠信書房）の中で、「病院へ行って臨床講義にも出席した」「死体解剖室へは時々見学に出かけて行った」「病人の診療については、学生のあとについて病室を廻った」と述懐しているが、このような傍観者レベルの現実の世界との交わり方では、その現実の世界の事実そのものから論理化し、理論化して学問体系を構築することは不可能なのであり、「医学体系」を構築したければ、先程述べたような「医師としての、命懸けと言えるレベルの医療実践が必須である」、ということになるのである。

そうでなければ〔図1〕で示した、構築した医学体系を医療実践に適用することなど不可能であり、その通りに、澤瀉が提示した「病気とは何か」の定式は、現場での病気の診断に何ら役立つものではなかったのである。

しかしここで誤解のないように一言しておけば、澤瀉久敬が事実偏重の時代にあって、あえて理論の必要性を重視し、哲学者として培った認識的実力で、『医学概論』を著わしたことは、特筆すべきことであったと評価しなければならない。

だからこそ、澤瀉の『医学概論』三部作は一世を風靡し、「医学概論の不朽の名著」と称されたのであり、むしろ問題にすべきは、その後ますます事実の究明ばかりに拍車がかかり、理論化の重要性が一顧だにされなくなった現状である。だからこそ私も、澤瀉久敬の「医学概論」への熱い思いだけは受けつぎたい、と決意したのであった。

したがって本書においては、日々格闘というレベルで行っている、現実の世界における医療実践を媒介として構築してきた、本当の意味での「医学体系」として、これから順次展開していくことになる。

さて、前置きが長くなってしまったが、まずここで理解しておいてもらいたかったことは、認識＝観念の世界の問題である「医学体系」も、学問という名に値するためには、現実の医療、及び医学教育の問題と無縁ではないどころか、密接につながっていなければならない、というより、そこを土台としてのみ構築することが可能だということである。

すなわち結論から言うならば、医療ミスが噴出している医療現場の問題も、そのようなミスを犯す医師を輩出している医学教育の改革も、根本的には「医学体系」の創出とその理解なしには解決の道はない、と断言できるものである。

当初は、自らの専門分野の医学こそが、学問中の学問と信じて疑わなかったがゆえに、医学はいまだに学問体系にはなっていないことに気づかされて愕然として、学問の世界での医学の復権を志して出立したのであるが、近年の医療界、医学教育界の混乱ぶりは、その改革の唯一の指針となり得る、医学体系がないからにほかならないということである。つまりまさにこの時代が、医学体系を切実に必要としているのである。したがって、そのような観点も取り入れ、現実の医療実践及び医学教育への提言もおりまぜながら、これから医学体系を論じていくことにしたい。

## 第四節　学問体系は本質論に統括される論理の大系である

では、「医学体系」とは、いかなるものか。それが分かるためにはまず、そもそも「学問体系」とは何か、が分からなければならない。

学問体系とは、端的には、自らが専門として関わるあらゆる事物・事象を正面に据え、その構造の論理を導き出し、理論化し、体系化したものである。すなわち学問体系とは、事実すなわち現実の世界を土台として、そこをふまえた上での論理の大系なのである。

では論理とは何かと言えば、対象とする事物・事象の持つ共通な性質を、一般性として把握したものである。もっと正確には、事物・事象の現象レベル、構造レベルの性質を一般性として把握したものである。したがって、論理の大系とは、対象とするすべての事物・事象が、現象論のレベル、構造論のレベルで、それぞれとしては当然のこと、さらに全体としても一本の筋道で、整然とつながっていなければならない大系なのである。

だからこそ論理の大系は、人間の体になぞらえて、「体系」と呼ばれるのである。すなわち、あるべきところにきちんとあるべきものがあり、それが一貫してつながってひとかたまりになり、さらに脳が神経とホルモンを介して、全体を統括することによって、一体として活動しているところの、人間の体になぞらえて、体系と呼ぶのである。

ここからも分かるように、学問体系と言うからには、人間の体で言えば、全身を統括し、生きかつ活動させる、脳に匹敵するものが存在しなければならない。では学問体系ではそれが何かと言えば、「本質論」ということになる。すなわち、本質論が定立されていなければ、それはたとえ理論としては認められたとしても、まだ学問体系として完成してはいないと断言できるのである。それだけに、仮に一般論を把持していても、現象論・構造論を構築できない間は、本質論は程遠い存在となろう。

「一般論」及び「現象論」「構造論」「本質論」については、『看護学と医学（上巻）』（前出）に説いてあるので参照してほしいが、「医学体系」の「一般論」「現象論」「構造論」「本質論」については、その構築過程を含めて第二編で具体的に詳しく論じていくことになる。ただここでイントロダクションとして、簡単に述べておくならば、以下になる。

自らの専門とする分野を、学問体系として構築しようと志したならば、まず最初に定立しなければならないのが、「一般論」である。「一般論」とは、専門とする対象をすべて見渡して、「全体を貫いているのは、およそこういうこと」と定立するものである。これは専門家として対象と格闘レベルで関わっている事実を有していれば、そう難しいことではない。そのような事実をありたけアタマの中に思い浮かべて、あとは決断して言語化するだけである。

それでもなお、様々な像がアタマの中で蠢《ウゴメ》いて、どうにも決断できない時には、先人の一般論の中で、自らの蠢いている像に一番ぴったりする言語表現を拝借してもよい。いずれにしろ、自らの専門とする全体を捉えた形で、一般論を仮説的にであれ掲げるところから、学問体系の構築は始まることとなる。

すなわち次にはその「一般論」をふまえて、その「一般論」から対象の事実の構造を明らかにし、さらに対象の論理の構造を解明していく過程で、「現象論・構造論」が次第に構築されていくと同時に、仮説的に掲げた「一般論」が次第に検証されていき、そのようにして一般論から事実へ、事実から一般論へという、認識の上り・下りを繰り返す過程を経て措定された、「現象論・構造論」をふまえることによって、最初の「一般論」が、概念レベルで措定された時、それを「本質論」と呼ぶのであり、呼んでもよいことになるのである。

「本質論」と言うと、みなさんは、何かとてつもなく深遠で、難解なものと思うかもしれない。しかし、決してそうではない。学問体系でいう本質とは、対象とするすべての事物・事象を貫く共通な、しかしそれにもかかわらず、ある特殊レベルの性質であるから、本来ならば必然的に、発見されてしかるべきもののはずなのである。ではどうして多くの研究者・学者には、それが見つからないのであろうか、が問題となるであろう。

なぜかを一つだけ挙げるならば、現象的には似ても似つかない、すなわち何の共通性もないように見える、あらゆる事物・事象の構造に潜む、共通なある特殊な性質を導き出したものが本質であるだけに、通常は、その似ても似つかぬことに目を留めてしまう頭脳活動でしかないからである。そうであるならば、似ていないところだけを発見しようとする頭脳の働きとなるのは必然性であり、逆にそこから本質を見るのは不可能そのものになってしまうのである。そしてなぜそういう頭脳活動となるのかは、現代においてはそのように教育されるからであり、その最たるものが医学教育であるから、この後それについて論じることとする。

いずれにしろ、このような現実をふまえると、私の過去の論文で何回となく説いてきたように、学問としての「本質論」に至る道は、決して単純あるいは簡単ではないことになる。なぜならその道には、さらに難関が二つ存在するからである。

一つは、弁証法の実力を自らに培うことなしには不可能だという難関であり、他の一つは、一般論を把持しながら現象論を構築し、次いで構造論の世界を構築していかなければならないということは、死に物狂いの、全人生を懸けた努力が必須とされるという難関である。以上の二つの難関を、ほとんどの人達が踏破できなかったからこそ、人類の学問の歴史を概観してみても、本質論が措定された学問体系と呼ぶに値するものは、まだごく限られた分野にしか存在しない、という現実があるのである。

## 第五節　論理能力の養成に逆行する医学教育の現実

ところがそのような、学問体系の構築に必須の論理的実力を養う過程は、現代の学校教育においては、残念ながら皆無である。さらに恐ろしいことに、特に医学教育においては、その論理能力の養成とは、正反対の実力をつける教育がなされているのである。

そもそも論理能力とは何かと言えば、事物・事象に潜む共通な性質を導き出し、一般性として把握する実力である。これについて分からない人は『看護学と医学（上巻）〔前出〕』に、身近な事実を例に挙げて、中学生でも理解できるように説いているので、是非に熟読してほしい。

なぜならばこの論理能力こそが、〔図１〕で示した、現実の世界から認識＝学問の世界へと踏み出す第一歩に、必要不可欠のものだからである。すなわち、まず論理とは何かを理解し、事実からその論理を導き出せる実力を養わないことには、学問の世界へは、ただの一歩も踏み込めないということになるのである。

では医学教育においては、一体どのような教育がなされているのかと言えば、事実と事実の違いに注目し、その違いを強調し、暗記させる教育である。すなわち〔図1〕で言えば、現実の世界の個別の事実の中に、深く深く入り込んでいくものであり、学問の世界へ入り込むのとは、まったくの逆方向となるのである。これについては、医師及び医学生であれば、自らが受けた教育を思い浮かべてもらえれば、すぐに分かるはずである。

例えば、内科の講義を思い出してもらいたい。胃潰瘍であれば、胃潰瘍に特徴的な症状、検査所見が示され、潰瘍性大腸炎であれば、潰瘍性大腸炎に特徴的な症状、検査所見が示され、医学生は、それぞれをまったく別の病気として、理解し、記憶していくことになる。その二つの病気に共通な性質は何か、というような問いかけがなされることはない。現象的に非常に似ている、同じ消化器官の病気でもこのありさまであるから、さらに現象的には似ているようには見えない、胃潰瘍と心筋梗塞に共通な性質は何か、と問われることはまったくなく、ましてや似ても似つかない、胃潰瘍とアルツハイマー病に共通な性質は何か、などという問いかけをすれば、医学教育においては、「何を狂ったことを言っているのか！」と言われかねない現状である。

しかし先程から説いているように、医学を学問体系として構築するためには、このように現象的にはまったく異なる病気に貫かれている、共通な性質を導き出すという論理的な作業を繰り返し、最終的には、ありとあらゆる病気を貫く共通な性質である、「病気とは何か」の本質を導き出していく、という過程が必要なのである。

ところが現代の医学教育には、そのような病気の共通性に着目させる視点はまったくなく、それぞれの病気の現象的に違う事実だけに着目し、その違う事実を深く深く掘り下げて教えるのである。このような事実の違いは、探そうと思えば、無限といってよいほどに存在するのであり、現在は病気に関わっての違いの事実の探求は、遺伝子レベルへと進み、医学生は、どの病気はどの遺伝子の異常なのかの知識を、丸暗記させられているのである。

だからこそ、第一章で提示したように、医学教育改革の柱の一つに、「医学教育モデル・コア・カリキュラム――教育内容ガイドライン」が掲げられたのである。すなわち医学部で教える知識が、年を追うごとに増え続け、あまりにも膨大になり過ぎたために、医師としての一定水準の質を確保するために必須の基本事項を、精選して教えなければならないとする改革案が出されたのである。

しかしながら、これまで論じてきたように、この「モデル・コア・カリキュラム」の導入で、医学生に、これまで以上に医師としての実力がつくようになるという保証は、まったくない。それは、教える内容である医学と言われるものが、何ら学問体系として構築されていないからにつきる。すなわち、医学が学問として体系化されていれば、医学生に、例えば病気とは何かの本質を理解させることによって、あらゆる病気について病気の本質から、自分のアタマで筋道立てて考えていくことができる実力を、つけさせることが可能となる。つまりそれぞれの病気を教えるにも、まずは病気としての共通性である本質を理解させ、その後でそれぞれの病気の特殊性、すなわち違いを教えれば、医学生のアタマは整序され、実力がついていくのである。

しかし現在の医学と言われているものの内実は、論理の大系、すなわち体系ではなく、単なる知識の寄せ集めの大系でしかないために、「モデル・コア・カリキュラム」で精選された病気を学べば、それらの病気についての知識を得ることはできても、病気と病気の共通性を学んでいないために、その知識をそれ以外の病気に応用して、役立てる実力はつかないのである。

いずれにしても、これから本書で論じていく「医学体系」を理解してもらうためには、まず事実とは何か、論理とは何か、学問体系とは何かなど、論理学の基本をしっかりと分かっておくことが必須となる。これらについては、『看護学と医学（上巻）』（前出）に、初心者にも理解してもらえるよう、分かり易く、具体的に説いておいたので、是非に参照してほしい。

## 第六節　医学体系の本質論と構造論

さて、以上の「学問体系」とは何かの一般論をふまえた上で、個別科学としての「医学体系」とは何かを、これから提示していくことになる。

まず、医学とは何か。医学とは、端的には「人間の正常な生理構造が病む過程と、病んだ生理構造の回復過程を統一して究明する学問」である。すなわち、先程論じた学問体系の一般論に照らしてみれば、これが医学の本質であり、この本質を論じるのが本質論ということになる。

次に、この医学の本質、すなわち概念規定された「医学とは何か」を見れば分かるように、医学体系には、二つの大きな柱となる理論が存在することになる。一つは、「正常な生理構造が病む過程」を究明した理論であり、もう一つは、「病んだ生理構造の回復過程」を究明した理論である。このように、学問体系の柱となる理論を、学問用語では、構造論と呼ぶ。つまり、医学体系の構造論には、「正常な生理構造が病む過程」を究明した理論である「病態論」と、「病んだ生理構造の回復過程」を究明した理論である「治療論」が存在することになる。

しかし、医学体系の構造論は、この二つだけではない。この「病態論」と、「治療論」

を確立するために、必ず前提としなければならない理論があるのである。それは一体何か。それは、人間の正常な生理構造を究明した理論である。なぜならば、「病態論」は、正常な生理構造が病む過程を究明した理論であり、「治療論」は、病んだ生理構造が、正常な生理構造へと回復する過程を究明した理論であるから、両者ともに、人間の正常な生理構造を究明した理論を、その基盤として持つことによって、初めて構築されるものだからである。

私は、この人間の正常な生理構造を究明した理論を、「常態論」と名づけた。すなわち医学体系は、礎石に据えられる「常態論」と、その上に成立する「病態論」と「治療論」という構造論を有することになる。これを図示したものが〔図2〕の中で「医学体系の構造」として示したものである。

以上は、私が医学の体系化を志して出立して以来、十数年の苦闘の末に構築した医学体系の構造を、まずは一般的に提示したものであり、『看護学と医学（下巻）』（前出）において発表したものである。

この構造図を見ると、おそらく、医学教育を受けた医師及び医学生からは、次のような質問があがるであろう。それは、「『常態論』とは、人間の正常な生理構造を究明した理論であるわけだから、我々が大学で教わった『生理学』に匹敵するものであろう。なぜ『生理論』と言わず、ことさらに『常態論』と命名する必要があるのか」というものである。

これについては、『看護学と医学（下巻）』でも触れておいたが、医学体系の根幹に関わる重大な問題なので、これから「医学原論」を説いていくにあたって、再度確認しておきたい。

端的に言えば、医学体系の礎石に据える理論を、「生理論」としないで、「常態論」としたのは、「生理論」としたのでは、論理的に「常態論」の外延を、大きく逸脱してしまうからである。それは一体、どういうことか。

そもそも、生理論とは何かと言えば、人間が生きているということはどういうことか、を究明した理論である。すなわち、人間が生きているという、ありとあらゆる事実を正面に据えて、その事実から論理を導き出し、理論化したものである。ここから分かってもらわなければならないことは、生理論と言うからには、人間の正常な生理構造ばかりではなく、病んだ、すなわち歪んだ生理構造をも含む理論である、ということである。これは、病んでいる人間も生きていることに変わりはない、というあたりまえの事実で簡単に理解してもらえるであろう。

すなわち本来の生理論とは、常態論をも、病態論をも内包する、両者を統一したところに成立する理論なのである。したがって、人間が生きていることの正常なあり方を対象にした理論は、人間の本来の通常の状態の理論、すなわち常態論と呼んで、生理論とは区別しなければならないことになるのである。

『看護学と医学（下巻）』において、医学体系の構造を提示した当時は、いきなり耳なれない「常態論」では、読者がとまどうであろうことが予想されたので、とりあえず「生理常態論」と書いておいたのであるが、以上の構造をふまえれば、医学体系の礎石に据えられるべき構造論は、「常態論」と命名しなければならないことになる。逆に、「生理常態論」と命名するならば、「病態論」も、「生理病態論」と命名しなければならないと、論理的には強制されることになるのである。

## 第七節　現象論にも届かない医学書の内実

さて、医学体系の一般的な構造を提示したところで、「生理論」と「常態論」の相違について論じたが、実はこの内容は、医学体系の主要なテーマとなる「病態論」の理解に、大きく関わることとなる。これは、とても大事なことなので、少し説いておくことにする。

そもそも「病態論」とは何かと言えば、それは人間のあらゆる病気という病気の事実から、論理を導き出し、理論化したものである。すなわち、医学体系の構造論の一つとしての「病態論」であれば、当然にその「病態論」そのものが、体系的な構造を有していなければならない。つまり、体系的であるとは先程から説いているように、その構造論の中に、あらゆる病気を貫く性質である「病気とは何か」の本質が、しっかりと概念規定レベルで提示されていなければならない、ということになる。これがあって初めて、医学体系の構造論としての「病態論」と呼べる資格を得るのである。

ここで、ひるがえって、現代の「医学」と信じられているものの内容を検討してもらいたい。はたして、病気とは何かの本質を掲げた理論書は、存在するであろうか。残念ながら、否である。これは日本に限ったことではない。世界中の、いかなる書物にも存在しないのである。

第二章で、医学教育に、教官達がバラバラに作成するプリントではなく、教科書を使用しなければならないのはなぜかを論じたが、この教科書のレベルが、現在学問的な医学と信じられている中身の上限なのである。

そして、この教科書のレベルは、学問体系の理論のレベルから推し測るなら、まだ構造論どころか、現象論にも届かないレベルでしかない。なぜならば、学問としての現象論というからには、少なくとも現象が論じられていなければならないにもかかわらず、医学書には、現象的な違いによって分類、整序された、病気の事実が載っているだけで、少しも論じられてはいない、したがって、少しも理論的にはなっていないからである。

では一体、現象を論じる現象論とは、どのようなものでなければならないのか。前に述べたように、現象とは、読んで字のごとく、現われている〔象＝形〕である。したがって、現象論というからには、現われている〔象＝形〕から論理、すなわち現われている〔象＝

形」を貫く共通性を導き出し、理論化したものでなければならない。

しかし、現代の医学書には、病気についての現象的事実が並べてあるだけで、いささかもその現象の論理、すなわちそれらの現象を貫く共通な性質について、一般的に記載したものはないのである。

例えば、前章で教科書としては優れていると紹介した、『必修内科学　改訂第五版』（前出）を見てみよう。前章で引用した目次を見れば分かるように、この書には、現在内科の対象となっている様々な病気が、「神経疾患」、「呼吸器疾患」、「循環器疾患」……と、およそその病んでいる器官別に整序されて、記載されている。その中で、例えば「第四章　腎臓疾患」の内容を見てみよう。

まず「第四章　腎臓疾患」の目次を見ると、大きく「総論」と「各論」に分かれている。そして「各論」には、腎臓の病気として、「Ⅰ．腎不全、Ⅱ．ネフローゼ症候群、Ⅲ．原発性糸球体疾患、Ⅳ．遺伝性腎炎…等々…」が挙げられ、それぞれの病気の症状や、診断基準、経過、予後、治療等が書かれている。

例えば「ネフローゼ症候群」であれば、冒頭の「概念」の項目に、次のように記されている。

概念

ネフローゼ症候群（NS）とは、種々の病的機序によって糸球体基底膜（GBM）の蛋白透過性が異常に亢進して、大量の血清蛋白が尿中に失われるために低蛋白・低アルブミン血症を生じ、高度の浮腫を呈する症候群である。

いかがであろうか。結論から言うならば、この内容は、決して「概念」などと言えるものではない。そもそも概念とは、対象とする事物・事象を貫く本質を、言語化したものでなければならない。しかし、このネフローゼ症候群の「概念」として記されたこの内容は、「このような事実があれば『ネフローゼ症候群』と言います」という、現象的事実を羅列しただけでしかないのである。

これでは、喩えて言えばまるで、「五体が備わり、二足歩行をすれば人間です」というようなレベルであり、「人間とは何か」の概念レベルには、程遠いものである。

それでも、次のような反論があるかもしれない。「確かに『概念』というタイトルは、おかしいかもしれない。しかし『腎臓疾患』の『各論』であれば、それぞれの病気の事実を学ばせなければならないのであるから、事実の記載に終始するのは、仕方がないのではないか。むしろ冒頭の『総論』の方に、各論をふまえて『腎疾患』とは何かという、現象論と呼べる何かが記されているのではないか……」と。

確かにそれは一理ある。しかしそれではということで「腎臓疾患」の「総論」を見てみると、「総論」の内容は、「Ⅰ．腎疾患へのアプローチ、Ⅱ．主要症候と病態生理、Ⅲ．診断指針、Ⅳ．治療」の項目に分けられ、「各論」で取りあげられた、それぞれの腎臓の病気に関わる共通なものとして、診察の仕方や、主要な症状、そのような症状が出てくる仕組み、検査方法等の事実が、記載されているだけである。すなわち、期待した「総論」においても、提示されているのは残念ながら事実のみで、現象論と呼んでよい、理論に値するものは、いささかも存在しないのである。

しかし以上のように、医学書の「腎臓疾患」について記述された章を取りあげて、腎臓の病気に関わる事実が並べられているだけなので、学問的には現象論のレベルにも達していないと断言しただけでは、読者のみなさんに納得してもらうことは、難しいであろう。当然に、次のような質問があがるはずである。

「それでは、学問的な現象論とは、具体的にどういうものなのかを、ここで取りあげた『腎臓疾患』を例に挙げて提示してもらいたい。つまり、腎臓の病気をどのように取りあげて、どのように論じたならば、学問的な現象論と呼べるレベルになるのかを、しっかりと示してもらいたい。そうでなければ、とても納得できない……」と。

そこで、次編では、腎臓の病気を例に挙げ、学問体系の現象論とはいかなるものかを、具体的に論じることにしたい。

# 第二編

# 医学体系構築の過程的構造

# 第一章　医学体系における現象論とは何か

## 第一節　医学体系における現象論の位置づけ

本書は、「体系化された、学問としての医学」を、説いていくものである。ここで第二編に入るにあたって、簡単に第一編の復習をしておこう。

まず「医学体系」を説くにあたって、なぜ「医学体系」が必要なのかを明らかにした。それは端的には、「医療実践」の事実を論理化し、理論化し、体系化したところの「医学体系」を把持し、それを実践に適用した時に、初めて「医療実践」は見事な実践になり得るからであり、さらにそのような、見事な「医療実践」を行えるように医師を育てるのが、本来の「医学教育」でなければならないからである。

すなわち医療過誤の続出等で、「医療実践」の質が大きく問われ、そのような医師を育てている「医学教育」の改革が叫ばれている現代だからこそ、唯一その指針となり得る「医学体系」が必須となるのである。これが、本書の副題を「医学教育 講義」としたゆえんであった。

次にそもそも学問体系の構築過程とはいかなるものかを、人類の歴史に尋ねて、一般的・構造的に明らかにした後、それを指針として構築し得た「医学体系」の本質論、構造論を提示した。つまり医学とは端的には、「人間の正常な生理構造が病む過程と、病んだ生理構造の回復過程を統一して究明する学問」であり、これが医学の本質であり、この本質を論じるのが、医学体系の本質論ということになる。

次にこの本質、すなわち概念規定された「医学とは何か」を見れば分かるように、医学体系には、「正常な生理構造が病む過程」を究明した理論（病態論）と、「病んだ生理構造の回復過程」を究明した理論（治療論）の、二つの柱となる理論が存在する。そしてこの二つの理論の構築は、あくまで「人間の正常な生理構造」を究明した理論（常態論）をその基盤に据えることによって、初めて可能となるのであり、この「常態論」「病態論」「治療論」を、医学体系の構造論と呼ぶのである。これを分かり易く図示したのが、〔図2〕の中の「医学体系の構造」であった。

こうして医学体系の「本質論」と「構造論」を一般的に示したので、次に本編では、医学体系の現象論を論じていくことになる。第一編の最後でも医学体系の構造を一般的に提示した後、現在の医学書レベルは事実の羅列でしかなく、現象論にも届かないということを、内科書に記載されている「腎臓疾患」を例に挙げて論じ、「次編では、腎臓の病気を例に挙げ、学問体系の現象論とはいかなるものかを、具体的に論じることにしたい」と締めくくっておいた。

　では、そもそも現象論とは何であったか。これまでも繰り返し説いてきたように、現象論とは、読んで字のごとく、現われている〔象＝形〕から論理、すなわち現われている〔象＝形〕を貫く共通性を導き出し、理論化したものである。医学体系の現象論であれば、例えば、〔象＝形〕として現われている病気の事実から、それらを貫く共通の性質を導き出し、理論化したものが、病気の現象論ということになる。

「それでは、そのような病気の現象論というのは、先に〔図2〕に示した『医学体系の構造』の、どこにどう位置するものなのか、図の中には、何も書かれていなかったが……」という質問が出るかもしれない。

　確かに、〔図2〕の「医学体系の構造」には、現象論は明記されていない。それはこの図は、学問としての医学の構造を一般的に表わしたものだからである。しかし医学体系の現象論は、当然に医学体系の中に、しっかりと位置づけられるものである。ではどこに、どのように位置づけられるのか。

　それは、図示した「常態論」「病態論」「治療論」という、医学体系の構造論の、それぞれの内部に、それぞれの構造論の基礎として、位置づけられるのである。そもそも構造とは、そのものを支えている骨組みのことであるから、医学体系の構造論とは、医学体系を支える柱となる理論である。しかしこの構造論は、いきなり現出させられるものではない。

なぜならば、本物の学問としての医学体系であるからには、現実の医療実践を行う過程で対象とする事実から論理を導き出し、それを理論化し、体系化しなければならず、そのためにはまず、〔象＝形〕として現われている事実から、論理を導き出すことから始めるしか、方法はないからである。

これは、例えばビルを支えている構造である骨組みが、直接外から見ることができないのと同様である。どこに、どの程度の柱が使ってあるのかは、外観や間取り、内装等から推測するしかなく、それを確認したければ壁等を壊して見るしかないのである。

そのように、現象している事実から導き出した理論である、現象論を正面に据えることによって初めて、その背後に横たわっているはずの、構造へと分け入ることが可能となるのであり、さらにその構造を論理化し、理論化したのが構造論となるのである。例えば、構造論の一つである「病態論」で、簡単に説くならば、次のようになる。

「病態論」とは、「病気とは何か」を究明した理論であるが、この理論を構築するためには、まず病気のおおよその現象論が必要となる。すなわち、それぞれの患者に、それぞれの現象形態を示して存在している病気の、その現象形態に着目し、その共通性でくくっていくと、それぞれ特殊性を持った病気として把握することができる。

それが、例えば前章で示したネフローゼ症候群であり、また教科書を開けば必ず載っている糸球体腎炎であり、心筋梗塞であり、糖尿病、関節リウマチである。これらは、症状として患者に現象している事実、あるいは直接目に見えないものを、媒介的に見るために発達した技術、例えば血液分析や、レントゲン撮影、心電図、脳波等によって把握した事実の共通性に着目し、病気を分類したものである。

これが現代の教科書のレベルであるが、このレベルに至るまでに、人類は実に二千年以上の歳月を費やしているのである。

## 第二節　現象論構築に必要な医療の発展過程

ここで、現象論とは何かを理解してもらう前提として、病気をその特殊性に従って分類している、現代の医学書レベルに到達するために必要であった、医療の歴史的な発展過程を、簡単ながら振り返っておこう。

この発展過程は、認識の発展と、実体的技術の発展の二重構造からなるものであるが、この両者は当然のことながら、相互浸透的に発展してきたものである。すなわち、対象である患者の事実を反映して形成される、医師としての認識の発展が、さらに患者の必要な事実を見るための、そして患者に働きかけるための道具を必要とするのであるし、その道具をつくりだし、使用することによって、患者の病気の事実に関わっての、医師としての更なる認識の発展がもたらされるのであり、その発展した認識によって、道具もその使い方も、実体的技術と呼べるものにまで発展させられるのであり、その総体が、医療としての発展史なのである。この過程を、具体的に見れば、次のようになる。

そもそも地球上でサルから進化したヒトが、人間へと発展していく過程で、単なる本能的集団だったものが、本能レベルではない認識に基礎を置く、「オキテ」という不文律に基づく、原始共同体と呼ばれる集団生活を営み始めた当初より、病人は存在した。その最も顕著なものが、狩猟や戦いによる外傷であったが、しかしそれだけでなく、原始共同体（原初国家）による集団的な食生活の変化による病が発症してきたり、また暑さ、寒さや飢えといった過酷な自然による、体調の弱まりでの発症であったりしたであろう。

しかしそのような異常状態も最初は、苦しんでいる、弱っている、傷がある……と、一般的にしか見てとることができなかったのであるが、それらが繰り返され、またそうした傷を負ったり病んだりする人達を回復させることが、共同体において必要であったがゆえに（特に戦闘の指導者の生死は、その共同体の存続を左右した）、それに携わる専門家としての医師の誕生を促すことになり、医師はその傷病的状態を、次第に把握し、かつ治療できるようになっていったのである。

このようにして、病気に関わる現象的事実を集大成したのが、古代ギリシャのヒポクラテス（紀元前四六〇～三七七年頃）とその一派であった。ヒポクラテスは、医療の歴史において、何を成し遂げたと言えるのかについては、『学城』（前出）第三号に掲載された論文「学問形成のために問う医学の歴史（三）」（諸星史文、悠季真理）に詳しいので、是非に参照してほしいが、要点を示せば以下である。

論者は、『ヒポクラテス全集』をギリシャ語の原文で解読し、検討した結果、その膨大な著作群の内容は一言で言えば、「医療に関わってのあくまでも事実レベルの記述」であると、結論づけている。そして、「それら一連の膨大な事実レベルの記述は、大きくは三つのレベルに分けることができる」としている。

「一つは、個々の病人に関わっての事実そのものの記述」であり、「これらは今でいうカルテのようなものであり、断片的に事実が書き留められている」ものである。

「第二は、このような個々の病人の症状などについての記述から、もう少し一般的に病状などを捉えられるようになるレベル」であり、例えば、「肺炎にかかった時には、尿の色がこういうふうに変化していくと、死んでしまうことが多い」などという、記述である。

「第三の段階として、第二のレベルよりも、医療に関しての諸々の事柄について、より一般性レベルで把握できるようになってくる」が、これは『ヒポクラテス全集』の中では、ごくわずかな記述に留まっている。しかも、この第三の段階も、原文で内容を検討した結果、これまでの書物で訳されていたような、「医術の定義」などというレベルの高いものではなく、「自分と相手との対話の中で、あれこれと頭に浮かぶことをやり取りしながら考え」、「医術について自分はこのようなものと考えている」といったレベルにすぎない段階であった、と論じている。

## 第三節　医療の発展は人体の内部構造への分け入りによって

さて医療の歴史を遡って、古代ギリシャのヒポクラテスが、どのレベルであったのかを、「学問形成のために問う医学の歴史（三）」を引用して見てきたが、本論における問題はこれからである。

もしみなさんが、この『ヒポクラテス全集』と、現代の医学書を比較して、両者のレベルは、同じなのか違うのか、もし同じならどう同じなのか、違うならどう違うのか、と問われたら、どう答えるであろうか。そして、結論として誰かが、「現代の医学書は、この『ヒポクラテス全集』とまったく同じレベルである、いやもしかしたら逆にわずかに劣ってさえいる」と言ったら、みなさんはどう思うであろうか。おそらく血相を変えて、「そんなバカなことをよく言えたものだ。現代の医学書に記載されている内容の豊富さ、正確さ、綿密さのレベルは、『ヒポクラテス全集』などと比較のしようがないではないか」と怒り出すか、「何を寝言を言っているのか」と一笑に付すかのどちらかであろう。

しかし残念ながら、先程の結論は正しいと言わなければならないのである。ただしそれはあくまで、「学問としての医学の観点から、両者のレベルを論理として見れば」、と言うことである。すなわち『ヒポクラテス全集』も、現代の医学書も、学問のレベルという観点から見るならば、その論理の追究は、まだ現象論にも達していないという結論になるのである。

それに対して、みなさんが信じて疑わない、現代医学書のレベルの高みとは、実はあくまで医療のレベル、すなわち事実のレベルの高みでしかないものなのである。確かに、現代の医学書に記載されている、事実の豊富さ、正確さ、そしてその「事実の整序のされ方」は、『ヒポクラテス全集』などとは比較にならない、実に見事なものになっていると言ってよい。そしてそのレベルに到達するまでに、人類は二千年以上の歳月を要したのである。中でもこのように、見事に病気の事実が整序できるようになったのは、解剖による人体の構造への分け入りに負うところが大きかった、と言うべきであろう。

医師は、病んでいる人間を目の前にした時に、人体の内部構造をほとんど知らずに、現象している事実だけから、その病気の実態を把握するのは至難の業《ワザ》であったのであり、だからこそ「人間の体の中がどうなっているのか知りたい！」という渇望が、原始時代はともかく、すでに古代からは存在し、時代によっては、当時の社会の禁を犯してまでの人体解剖へと、多くの熱意ある医師達を駆りたててきたのである。

そしてそのような努力の積み重ねによって、近代に至り一通り人体の内部構造を、目に見える形で現象させ、器官レベル、臓器レベルで把握できた後は、さらにまた、その目で見えない内部構造へも分け入ろうとしてきた、長い歴史があるのである。

ここで重要な役割を果たしたのが、人間の目では見えないものを見るための、顕微鏡という道具の創出であった。この顕微鏡を駆使して、それまで見ることのできなかった、人間の体を構成する最小単位といってよい細胞レベルの構造を明らかにしたのが、十九世紀のドイツの、偉大なる病理学者と称されている、ルドルフ・ウィルヒョウ（一八二一〜一九〇二）であった。ここで付言しておけば、実はこのウィルヒョウこそが、現在の「学問としての医学」の不在を招いた元凶とも言えるのであるが、それがなぜかに関しては、『学城』（前出）第三、四、五、七号で論じている「ウィルヒョウ『細胞病理学』なるものを問う——研究至上主義は学問への道を断つ」を参照してほしい。

さて以上のように、先人達の努力によって営々と築かれてきた医療の歴史は、人間の体の実体的構造を、解剖により、さらにまた様々な道具を駆使することにより、次々と現象させてきたのであるが、一方ではもう一つの側面から、体の内部構造に分け入っていったのである。

それは何かと言えば、人間の体の機能的構造である。人間の体の内部が、臓器レベルで明らかになれば、次に当然に知りたくなるのは、それらの臓器がどのような働きをしているのかであった。

これを知るための試みも古代から様々になされていたが、近代において、それまでの定説に反して「血液は体内で循環している」ことを実験により証明してみせた、イギリスのウィリアム・ハーヴェー（一五七八〜一六五七）は、人間の体の機能的構造の事実を明らかにした先駆者と言える。

そしてさらに実験的手法を用いて、様々な臓器の働きを、次々と明らかにし、現在の「生理学」と呼ばれるものの基礎をつくったのが、先程のウィルヒョウと同時代の、フランス人のクロード・ベルナール（一八一三〜一八七八）であった。

ここで、ついでながら述べておけば、同じ十九世紀に生き、人体の実体的構造の事実を次々と明らかにしたウィルヒョウと、人体の機能的構造の事実を次々と明らかにしたベルナールであるが、「学問としての医学」の観点から評価すると、実はその両者の業績には、天と地ほどの違いが存在するのである。

すなわち先程述べたように、ウィルヒョウは、「学問としての医学の不在を招いた元凶」であり、一方のベルナールは、「科学的医学への扉を開いた医学者」と、はっきり評価できるのである。これがいかなることかについて興味のある方は、先述した論文「ウィルヒョウ『細胞病理学』なるものを問う」、及び『看護学と医学（下巻）』（前出）所収の「科学的医学の先駆者、ベルナールを問う」を、参照してほしい。

以上簡単ながら、外からは見ることのできなかった人間の体の内部構造を、実体的及び機能的に現象させた過程を振り返ってみた。そしてこのような文化遺産の蓄積が、現代の「解剖学」及び「生理学」と呼ばれるものの内容へと、結実していったのである。そして、このように整序された姿を現象させた、人間の体の内部構造に従って、病気の事実も、それに従う形で分類され整序されていくことになった。

先に、ヒポクラテスとその一派が、膨大な「個々の病気に関わっての事実そのものの記述」を残していると書いたが、その後も時代時代の医療実践によって、そのような病気に関わる膨大な事実が、観察され、積み上げられ、残されていった。それらの事実とは、例えば咳の出方、呼吸の仕方、痰の色、顔色、むくみの状態、どのような経過で回復したか、またどのような経過で死に至ったかなど、病人に現象したところの、まさしく多岐にわたった事実であった。

そして、人間の体の内部構造が明らかにされるに従って、病人に現われるこれらの現象は、一体、体の内部のどの部分の、どのような病みであるのかという熱烈な問いかけがなされるようになり、それらは、病理解剖、すなわち病人の死後の解剖という手法により、また近年に至っては、レントゲン、CT、超音波、MRI等の道具を使った画像診断によって、次第次第に、明らかにされていくことになったのである。

以上の歴史を重ねて得られてきた、膨大な事実のその集大成が、現代の医学書の内容である。書名を見れば分かるように、医学書は、「眼科学」「耳鼻咽喉科学」「婦人科学」「泌尿器科学」「整形外科学」等と、まずは病んでいる器官により分類され、さらに「内科学」も、その目次を見れば、「神経疾患、呼吸器疾患、循環器疾患、腎臓疾患……」等と、病んでいる器官によって分類されている。人間の病気を、言うなれば担うのは人間の体の構造であり、その体の構造が、見事に整った存在として明らかになった以上、病気の分類も、その病んだ器官によって行おうとするのは自然の流れであり、これは当然にそれなりの説得力を持つものとなってきたのである。

## 第四節　『ヒポクラテス全集』と「現代の医学書」を比較する

さてここで、最初の問題に戻らなければならない。それは「現代の医学書は、『ヒポクラテス全集』と、まったく同じレベルである、いや逆に劣ってさえいる」という結論に対する是非であった。それでこの結論を理解してもらうために、『ヒポクラテス全集』の時代から現代の医学書に至る、医療に関わる発展の歴史を、簡単ながら説いたのである。

ここで、はっきりと分かってほしいことは、『ヒポクラテス全集』に記載されていることも、現代の医学書に記載されている内容も、すべて事実レベルである、ということである。前者の内容は、病人に現象している、外から見てとれる事実であった。一方後者の内容は、そのように外部に現象している事実のみならず、体の内部構造へと分け入ることが可能となり、その結果現象させられてきた事実も加わっているのであるが、しかしこれらも現象させた以上、論理的にも事実的にも現象的事実であることに、変わりはない。なぜなら直接的でなくとも、つまり間接的にであっても、目で見ることが可能な形態を現象というからである。

例えば第一編で、現代の医学書の代表として『必修内科学 改訂第五版』（前出）を取りあげ、「第四章 腎臓疾患」の中の「ネフローゼ症候群」の「概念」として記載された部分を引用した。それは、次のような内容であった。

概念
ネフローゼ症候群（NS）とは、種々の病的機序によって糸球体基底膜（GBM）の蛋白透過性が異常に亢進して、大量の血清蛋白が尿中に失われるために低蛋白・低アルブミン血症を生じ、高度の浮腫を呈する症候群である。

いかがであろうか。本来「概念」とは、前章でも説いたように、対象とする事物・事象を貫く一般性ないし構造性ないし本質性を、一言で端的に述べるべく言語化したものでなければならないにもかかわらず、ここに記されているのは、すべて事実のみである。「糸球体基底膜（GBM）の蛋白透過性が異常に亢進」することも、「大量の血清蛋白が尿中に失われる」ことも、それによって「低蛋白・低アルブミン血症を生じ、高度の浮腫を呈する」ことも、すべてが事実以外の何ものでもない。

ただその事実が、ヒポクラテスの時代のように、外から眺めて把握することができた事実のみではなく、様々に工夫された道具を使い、様々に工夫された方法を駆使することによって、体の内部の構造に入り込み、ようやくに現象させ、摑み取ってきた事実である、という違いだけである。

それらの事実を摑み取ることの困難性、及びそれらの事実の多様性、微細性、緻密性に目を奪われると、最初に挙げた問題に対する答を誤ることになる。すなわち、本書は、「学問としての医学」を説くものであり、本章でのメインテーマは「学問体系における現象論とは何か」であるから、当然「学問としての医学」の観点から、両者のレベルを比較しなければならないということである。そうすると、これまで見てきたように、両者ともに、現象的事実を並べただけで、それらの現象を論じた理論、すなわち現象論にも至っていないと、結論せざるを得ないのである。

## 第五節　学問への萌芽形態を持つ『ヒポクラテス全集』

ここでみなさんから、一つ質問が出るかもしれない。それは先程示した、「現代の医学書は、『ヒポクラテス全集』とまったく同じレベルである、いや逆に劣ってさえいる」という答の中の、「逆に劣ってさえいる」とはどういうことかというものである。

これは端的に言えば、学問への志向性の問題である。なぜなら『ヒポクラテス全集』においては、ようやくに把握し得た事実を提示しながら、そこから共通性を導き出し、一般性レベルへと上っていこうとする、萌芽形態を見てとることができるからである。

詳しくは先程引用した論文、「学問形成のために問う医学の歴史」を参照してほしいが、そこに記されているように、『ヒポクラテス全集』の内容のレベルには三段階あり、第三の段階とは、「そもそも病気の回復というのが何によるものであるのか」とか、「医術とはどのようなものであるのか」といった、様々な事実から一般性を導き出そうとする試みが記されているのであり、これはまさしく、学問の萌芽形態と言ってよいレベルのものである。

すなわち〔図1〕で言えば、現実の世界の医療実践で明らかにした事実を前にして、それらの共通性を導き出し、何とか一般性として措定したいという努力であり、これは認識の世界＝学問の世界への、第一歩を踏み入れようとしているものである、と評価してよいものだからである。

そしてこの古代ギリシャのヒポクラテス一派の残した遺産は、現実に古代ローマにおいて、ガレノスの、まだ観念的とは言え、それなりに構築された医学体系へと発展していったのである。すなわちガレノスは医師としての実践を行いながら、ヒポクラテスの文化遺産に深く学び、また一方で、古代ギリシャの哲学者アリストテレスの文化遺産に学ぶことによって、この時代としては見事に自らの医学体系を構築したのである。それについては、いずれ論じることになろう。

それに対して、現代の医学書はどうか。そこには、それらの事実に貫かれている共通性を導き出し、一般性へと高めていこうという、学問への萌芽形態はほとんどない、と言ってよい。あるのは、前章で説いたように、事実と事実の違いを見つけ出すために、あくまで事実を、事実的に、細かく、さらに細かく分析していこうという志向性であり、これでは理論性に大きく欠けているだけに、人類の文化として残せる医療の学問化には程遠く、厳しく言えばまったく逆の方向である、とさえ言わざるを得ないくらいのものである。すなわち〔図1〕で言えば、現実の世界へ深く深く入り込んでいくものであり、認識の世界＝学問の世界からは、ますます遠ざかっていくものである。

その結果、十九世紀においてウィルヒョウによって唱えられた、「細胞病理説」は、今ではさらに「遺伝子病理説」なるものへと細分化され、現代の医学生は、その学習の多くの部分を、わびしいことに「○○病の原因は○○遺伝子の異常である」ということの丸暗記に、勉学の努力の多くを費やすことになってしまっているのである。

これは、医学教育において大きく問題にしなければならないことであるから、いずれ詳しく説くことにして、ここでは、遺伝子の異常は決して病気の直接の原因ではないということと、現実の医療現場での医師としての実力に、遺伝子レベルの丸暗記はまったく役に立たない、ということを指摘するに留めておく。

## 第六節　病態論の構造を提示する

さて、本章のメインテーマは、「医学体系における現象論とは何か」である。そして、その学問的観点から、現代の医学書の内容を検討すると、そこに記載されてあるのは、すべて現象的事実であって、いささかも論理的・理論的ではなく、したがって学問のレベルとしては、『ヒポクラテス全集』と同じレベルでしかない、と言わざるを得ないことを説いてきた。それでは一体、理論としての医学体系の現象論とは何か、それはどのようにして構築することができるのかが、次に問われることになるであろう。

まず現象論が、医学体系のどこにどう位置するのかについては、先程、〔図2〕で示した「常態論」「病態論」「治療論」という医学体系の構造論の、それぞれの内部に、それぞれの構造論の基礎として、位置づけられることを述べた。例えば、構造論の一つである「病態論」を取りあげて図示すれば、〔図3〕のようになる。

この図を見れば分かるように、医学体系の構造論の一つである「病態論」は、またその内部に「病態論」としての論理的構造を持つのである。その論理的構造を「病態論」としての、一般論、構造論、現象論と呼ぶことができる。「病態論」としての一般論とは当然に、「病気とは何か」の本質的

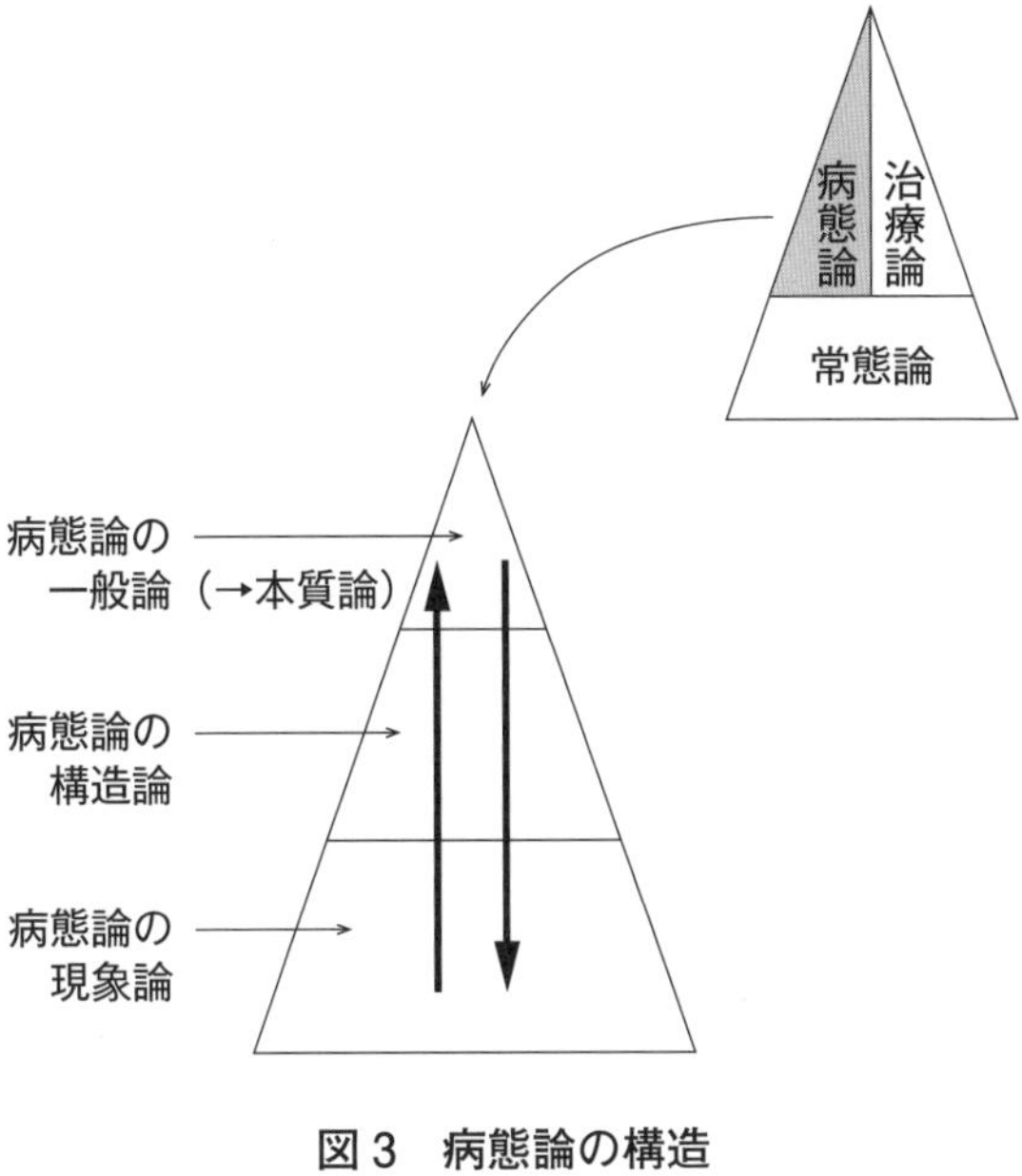


図3　病態論の構造

一般性を論じる理論である。

では、この「病気とは何か」の本質的一般論は、どのようにして措定することができるのであろうか。そもそも病気の一般性と言うからには、すべての病気という病気を貫く共通な性質を、一般性として措定したものである。すなわち、いわゆるカゼにも、糸球体腎炎にも、心筋梗塞にも、中耳炎にも、また、関節リウマチにも、虫垂炎にも胃ガンにも、椎間板ヘルニアにも、クモ膜下出血にも、アルツハイマー病にも、さらにうつ病にも、つまりありとあらゆる病気という病気に貫かれている、病気としての共通な性質を導き出し、それを一般性として措定したものが、まずは病気の一般性でなければならない。

ではこれは、一体どうやったら導き出すことができるのであろうか。単にアタマの中のみで、勝手に考えてつくりあげた理論ではなく、対象とする事実から導き出した理論体系であるからには、まずは対象とする事実としっかりと関わることが、出発点となる。すなわち、真の医学体系を構築するためには、少なくとも自らの医師としての医療実践が必須となる。それも日々数十人単位で、様々な患者の病気の診断と治療を、自らの責任で行うことが必要なのである。

患者の命をあずかる以上、医師としてもいわば命懸けで、誤診をしないように、正しい診断をして、少しでも回復へと向かわせることができるように、日々格闘レベルで診療しなければならない。そして、このような医師としての実践を始める前に、医師の実践に必要な、人類の文化遺産を学び、それなりの医術を修得しておかなければならないのは当然である。これが、大学における六年間の医学教育である。

しかし残念ながら、いかに必死に、まじめに医学教育を受け、医師としての医療実践を、まさに命懸けで行ったとしても、医学体系を構築することはもちろん、「病気とは何か」の本質はおろか、一般性すら措定することも不可能である、と断言せざるを得ない。このことは、現代の教科書が、いまだに現象論にも至っていない、したがって「そもそも病気とは何か」をきちんと定義づけているものが一冊もない、ということがその証拠である。

みなさんも少し考えてほしい。先程挙げた、まさに千差万別にも見える病気から、それらを貫く病気としての共通な性質を導き出し、そこから病気としての一般性を措定する作業ができるであろうか……と。残念ながら、不可能であろう。一般性すら措定できないでは、一般論という学問レベルの理論を創出できるわけもないものである。

なぜならば、そのような作業をするためには、目的を持ったそれなりの学問的文化遺産に学ぶ、これまた何十年もの必死の研鑽が必要だからである。それは一体、どのような目的を持った、どのような研鑽なのであろうか。

端的には言えば、それは、学問体系の構築を目的とした、弁証法と認識論の研鑽なのである。これはとても重要なことなので、私自身の歩んできた過程をも含めて、詳しく具体的に、最後に「特別編」として説くことにする。

# 第二章　現象論の構築に必須の一般論

## 第一節　医学体系構築の過程的構造

本書は、「体系化された、学問としての医学」を、説いていくものである。

前章では、この「医学体系」という観点から見ると、現代の医学書の内容は、古代ギリシャの『ヒポクラテス全集』と同様に、事実の羅列でしかなく、いささかも理論的レベルには到達し得ていない、すなわち現象論のレベルにも届いていないことを述べ、では一体そもそも現象論とは何か、それは「医学体系」のどこに、どのように位置づけられるのかを示した。本章では、腎臓の病気を例に挙げ、学問体系における現象論とはいかなるものかを、具体的に論じていくことになる。

さて腎臓病を例に挙げて、現象論とは何かを理解してもらうために、まずは一般的に、「医学体系」の全体像における現象論の位置づけを示した、〔図3〕をもう一度見てもらおう。この図を見れば分かるように、現象論は「医学体系」のそれぞれの構造論の内部に、それぞれの構造論の基礎として位置づけられるものである。

ここでは「医学体系」を構成する、一つの構造論である「病態論」を例に挙げ、まずはその構築過程に分け入ってみよう。「病態論」は、理論であるからには、さらにその内部に、構造論としての論理構造を持つものであるが、その論理構造は「病態論」としての、一般論（本質論）、構造論、現象論と呼ぶことができる。

では、「病態論」の一般論とは何かと言えば、当然に「病気とは何か」の、本質的一般性を論じる理論である。そしてそれは、あらゆる病気という病気から、それらの病気を貫く共通な性質、つまり病気の一般性を導き出したものでなければならない。次に、その「病気とは何か」の本質的一般性は、どのような過程を経て、導き出すことができるのであろうか。それを、簡単に述べれば以下となる。

まずは、ありとあらゆる病気という病気を、文化遺産を集大成した教科書でしっかりと学び、整序された知識として、自らの実力と化しておかなければならない。そして医療現場において、自ら医師として患者の病気の診断と治療を、日々格闘レベルで実践することを通して、それまで知識すなわち文字でしかなかった病気の像を、現実の病気の実像として、しっかりと形成していくことになる。このような実践を積み重ねることによって、自らのアタマの中に、様々な病気のそれぞれの実像が、豊かに形成されていくことになるのであり、そうすることによってようやく、それぞれの病気に共通な性質を導き出す基盤が、整うことになる。

すなわちアタマの中に、積み重なって蠢いている像を見つめて、「これらの病気に共通な性質とは何だろう」、と考えていくことになるのである。こうしてまずは、それぞれの病気の一般性を導き出す過程を経て、病気の現象論を構築していくことになるのであるが、この作業をするにあたって、絶対に避けては通れない重要事がある。それは一体何か。

それはあらゆる病気を貫くところの、病気とは何かの一般論を、仮説的に掲げるということである。そして、その仮説的に掲げた一般論を指針として、それぞれの病気の構造に分け入り、またその分け入った構造から、それらの一般性を導き出し、仮説的に掲げた病気の一般論が、正しいかどうかを検証するという作業を、いわば気が遠くなるくらい繰り返すことによって初めて、「病態論」の現象論から構造論を構築していくことが可能となるのであり、そうすることによって、初めに掲げた病気の仮説的一般論を、究極的に病気の本質論へと昇華させることができるのである。

これを図示したのが〔図3〕の「病態論の構造」であり、ここに示された上り・下りの矢印「⇅」は、病気の事実の構造に分け入ることによって、その論理を導き出して一般論へと上り、病気の仮説的一般論から下りて、病気の事実的構造へ分け入る、という作業の繰り返しを示したものである。

## 第二節　構造論の構築過程に必要な仮説的一般論

さてこのように説くと、おそらく次のような質問が出るであろう。それは「これから病態論を構築していこうという早い段階で、あらゆる病気を貫くところの一般論を、仮説的であれ掲げるなどということは、まず不可能なのではないか。そんなことができるとは、とても思えないが……」というものである。しかしそれは可能であるし、それができなければ逆に、病態論の構築は不可能であると言わなければならない。ただし、仮説的一般論を掲げるためには、次の二つの条件が必要となる。

一つは、医師として責任を持った実践を行うことによって、ある程度の量の病気の実像が、アタマの中に積み重ねられてきていることである。これは、それほど膨大な数の病気を経験していなければならないわけではなく、具体的には、二年間ほど研修医として各科を回り、医師としての責任を持って患者の診断・治療を経験していれば、仮説的な一般論を掲げるための十分な量が積み重ねられると言える。

もう一つは、論理能力が養成されているということである。すなわちアタマの中に積み重ねられている、病気の実像を眺めることによって、それらのすべてを貫く共通性を取り出してくる実力が、育成されていなければならないのであり、これを論理能力という。

この論理能力というものは、対象である事実としっかりと関わり続けて、ベテランという域に達する人間であれば、自然成長的に備わってくることも確かである。例えば、ベテランの保育士であれば、「こんなふうに育っている子供達の家庭環境は、往々にしてこんなものである」と、その共通性を見抜くことができるし、ベテランの登山家であれば「このような天候になると、あの斜面に雪崩が起き易い」と、その共通性から危険を予知することも可能というものである。

しかしこのように、自然成長的に論理能力というものが培われるという事実が存在する一方で、残念ながら私自身を含めた医師達にとって、あらゆる病気に共通な性質を取り出してくるのは、至難の業と言ってもよいほどの困難事であったことは、また過去から現在に至るまでの現実であった。

それはなぜかと言えば、義務教育から大学での医学教育に至るまで、対象とする事物・事象の共通性を見てとる実力を養成するのではなく、逆にそれぞれの区別を見てとって、より細分化していく実力をつける教育が、なされてきたからである。

例えば前にも説いたように、「潰瘍性大腸炎と認知症との共通な性質は何であろうか」などと問題にされることは皆無であり（医学部でそのような問いかけをすれば、気が狂ったかと言われかねない！）、逆に同じ消化管の炎症性疾患であるところの、潰瘍性大腸炎とクローン病を並べ、両者の違いは何かがくどくどと教えられ、その違いをきちんと記憶しているかどうかが、試験で問われるのである。

長年このような教育を受けてきている医師達は、すべての病気に共通な性質があるなどということは、考えたこともなく、「医学を学問的に体系化するためには、そのように共通な性質を導き出していかなければならない、すなわち論理化していかなければならないのだ」などと説かれると、途方に暮れてしまう現実があるのである。

しかし、この学問のための「論理化」「理論化」に苦しむのは、何も医師に限ったことではない。実は人類の学問の歴史において、観念論哲学の最高峰と称されているヘーゲルですらも、次のような見事な文言というより至言を残しているのである。

> 以上のようなわけで、学問の研究において大切なことは、概念の労苦を自分にひきうけることである。（ヘーゲル著、山本 信訳『精神現象学 序論』中央公論社）

そもそもここで引用した『精神現象学 序論』とは、ヘーゲルが、学問とはどういうものなのか、どのようにしてつくりあげていくものなのかについて、自ら思考し、あれこれと悩みながら論じているものであるが、その中にこの「概念の労苦」なる、見事な文言があるのである。

観念論哲学者であるヘーゲルの、この「概念の労苦」という文言を、我々唯物論の立場に立って、学問体系を創出しようと志す者の言葉に置きかえるならば、次のようになる。つまり対象とする事物・事象から論理を導き出す作業を積み重ねていくことによって、その論理をまずは現象的論理レベルで捉えきることによって、この現象的論理の概念化が可能となり（現象的論理の概念化の労苦）、次は構造的論理の概念化の労苦、そして学問的に最高となる本質レベルの概念化の労苦との、三重の概念化の「労苦」が待っているのである。もっともヘーゲルの場合は、初期段階の現象的論理の段階の、概念化の「労苦」でしかなかったのであるが……。いずれにしろ「概念の労苦」とは、事物・事象の現象に潜む性質を、現象的論理として一般化することから始まり、それを概念というレベルにまで高めたものを言語化するという、長い厳しいそして苦しい作業の過程を自らに持つ、ということになる。

もともと学問としての絶対精神はあるとする、観念論の立場であるヘーゲルでさえ、それは概念化の「労苦」と呼ばなければならないほどのものであり、それはしかも「自分（自身が自ら）にひきうける」ことなしには成立し得ないのだとなれば、さらに唯物論の立場に立つ我々にとっては、まさしくこの論理化し、理論化し、概念化するという学的作業は、概念という言葉すら自力で導き出してこなければならないだけに、ますます長い長い努力と苦しみの連続以外の、何ものでもあり得ないものだからである。

だがここであえて説くならば、学問体系構築の初期の段階で、仮説的一般論を掲げる作業は、それほど高度の論理能力や労苦を必要とするものではない、と言っておくべきであろう。「病気の仮説的一般論」で言うならば、自らが医師として経験し、アタマの中に積み重なっている、様々な病気の実像を思い浮かべて、「おしなべてみれば、病気とはこんなものなのではないだろうか……」というものを、はっきりと言語化（初期の概念化への道）すればよいレベルだからである。

私の場合は、大学病院で、市中病院で、さらに診療所で診てきたあらゆる病気を思い浮かべながら、「病気とは、要するに正常（性を持っていたもの）が、歪んだ状態（となっていったもの）である」としたのが、最初に掲げた病気の仮説的一般論であった。

病気とは何かを概念化した現在から振り返ってみれば、あまりに素朴な一般論ではあったが、この一般論を仮説的に掲げることによって、「では正常の何が、どのように歪んだのだろうか、さらにどうして歪んだのだろうか……」と、日々の診療実践の中で、この一般論から目の前の患者の病気に問いかけ続けることになったのであり、その学的実践の積み重ねによって、仮説的に掲げた一般論が構造化され、本質論へと高められたのである。

したがって自らの経験からも、学問体系構築の初期において、仮説的一般論を掲げるための論理能力は、決して高度の実力を必要とするものではない、と言えるのである。いやむしろ必要なのは、学問体系構築にそれが必須であると理解したならば、「何が何でも掲げなければならない」という意志と、「これが一般論である」と決断できる意志の力である、と言ってもよいであろう。

さらにつけ加えるならば、もしどうしてもその一般論を自分で導くことが難しければ、まずは他説からの借り物でもよいのである。すなわち、文化遺産を繙いてみれば、十分に研鑽を積んだ先人達は、それなりの一般論を導き出しているのであるから、とりあえずその中から自らが一番納得できる説を借用し、そこから検討に入っていけばよい。

例えば、病気とは何かについては、古代ギリシャの哲学者アリストテレスは、次のように記している。

---

大なる過度が病気をひき起こすのは何故であるか。或いはそれは、過度が「過超」もしくは「欠乏」をもたらすためであろうか。じつにこのことが〔つまり、「過超」や「欠乏」が〕病気というものなのである。

（『アリストテレス全集十一　問題集』戸塚七郎訳、岩波書店）

---

ここに記された「『過超』や『欠乏』が病気というものなのである」ということは、病気の過程性に立ち入れば、一般性として誤りではない。

また、十九世紀フランスの偉大な生理学者と称されているクロード・ベルナールは、次のように記している。

病的状態をば正常状態と本質的に異なる独立的の存在としようとするならば、我々の考えるところではこれは誤っている。病気状態も結局は生理的状態の一つの撹乱にすぎないものであり、そうでなかったら、健康への自然的復帰は決して起こらないだろう。

（『實驗病理學』三浦岱榮譯註、鳳鳴堂書店、ただし読み易くするため本文の旧字体は新字体に直してある）

実は、ベルナールの業績の検討に入ったのは、私自身が医学体系の一般論を構築し終えて、一息ついた時点であったのだが、その作業を通して、それまで単に近代生理学の祖としてしか評価してこなかったベルナールが、前にも示したように「科学的医学への扉を開いた医学者」であった、と確信するに至ったのである。それがいかなることであったかは、第一章でも触れた『看護学と医学（下巻）』（前出）の中に、「科学的医学の先駆者、ベルナールを問う」と題して論じておいたので、参照してほしいが、その中に、ここで引用した病気の一般論があったのである。

ここに記してある、「病的状態も結局は生理的状態の一つの撹乱にすぎないものである」という文言は、まさに医学体系構築にあたって、私が立てた病気の仮説的一般論、すなわち先程示した「病気とは、要するに正常（性を持っていたもの）が、歪んだ状態（となっていったもの）である」というものと、論理的に同一であることを発見し、「偉大な先達も、結局同じ結論に達していたのか」と、自らのその仮説的一般論の正しさを確信して、さらなる学問的研鑽に励むことができたのであった。

このように偉大な先人達は、自らの研鑽の結果、それなりの病気の一般論を、文化遺産として残しておいてくれているのであるから、それらの中から、自分が納得できるものを借用して、まずは仮説的一般論として掲げ、そこから本当の病気の一般論に向けて、検討に入ってもよいということである。

## 第三節　現象論は医学体系のどこに位置づけられるのか

以上、病態論構築の過程的構造を説く中で、最初に掲げる病気の仮説的一般論とはどのようなものなのか、どのようにして措定するものなのかについて、少々詳しく説いてみた。さてそれでは、本章のメインテーマとなっている現象論は、この病態論全体のどこに、どのように位置づけられ、どのような構造を持つものであろうか。

病気の現象論は、先程「病態論」の構築過程で明らかにしたように、「病態論」の基礎部分に位置づけられるものである。すなわち「それぞれの病気に共通な性質を導き出し、それを一般化する過程を経て、病気の現象論をおよそ構築する」と記した通りであり、こうして理論化されたものが、例えば現象論としての腎臓病論であり、肝臓病論であり、神経病論であるということになる。

　ここからも分かるように、例えば現象論としての腎臓病論であれば、ありとあらゆる腎臓の病気の事実から、それらに貫かれる共通性を導き出し、それを一般化する過程を経て、「そもそも腎臓病とは何か」の一般論を措定し、その措定した一般論から、再び腎臓の病気の事実の構造に分け入ることを繰り返すことによって、現象論としての腎臓病論が構築されていくのである。これを図示したのが〔図4〕の「③現象論（腎臓病論）の構造」である。ここでも矢印「⇅」が示すように、腎臓病論は、腎臓病の事実から腎臓病論の一般論へ、逆に腎臓病論の一般論から腎臓病の事実の構造へと、上り下りを繰り返すことによって、初めて構築されるものなのである。

　以上、医学体系の全体像における、現象論の位置づけを、図示しながら説いた。ここでしっかりと理解してほしいことは、次の一事である。それは、学問体系というものは、あくまで事実を総括し、統括していく論理の体系であり、決して単に大量の事実を集めて総合した、事実の大系ではないということである。これは〔図1〕を見てもらえれば明らかである。医学体系の構造論はもちろんのこと、現象論も理論というからには論理の体系であり、事実がそのまま顔を出すのは、現象論を構築するための基礎部分でしかないのである。

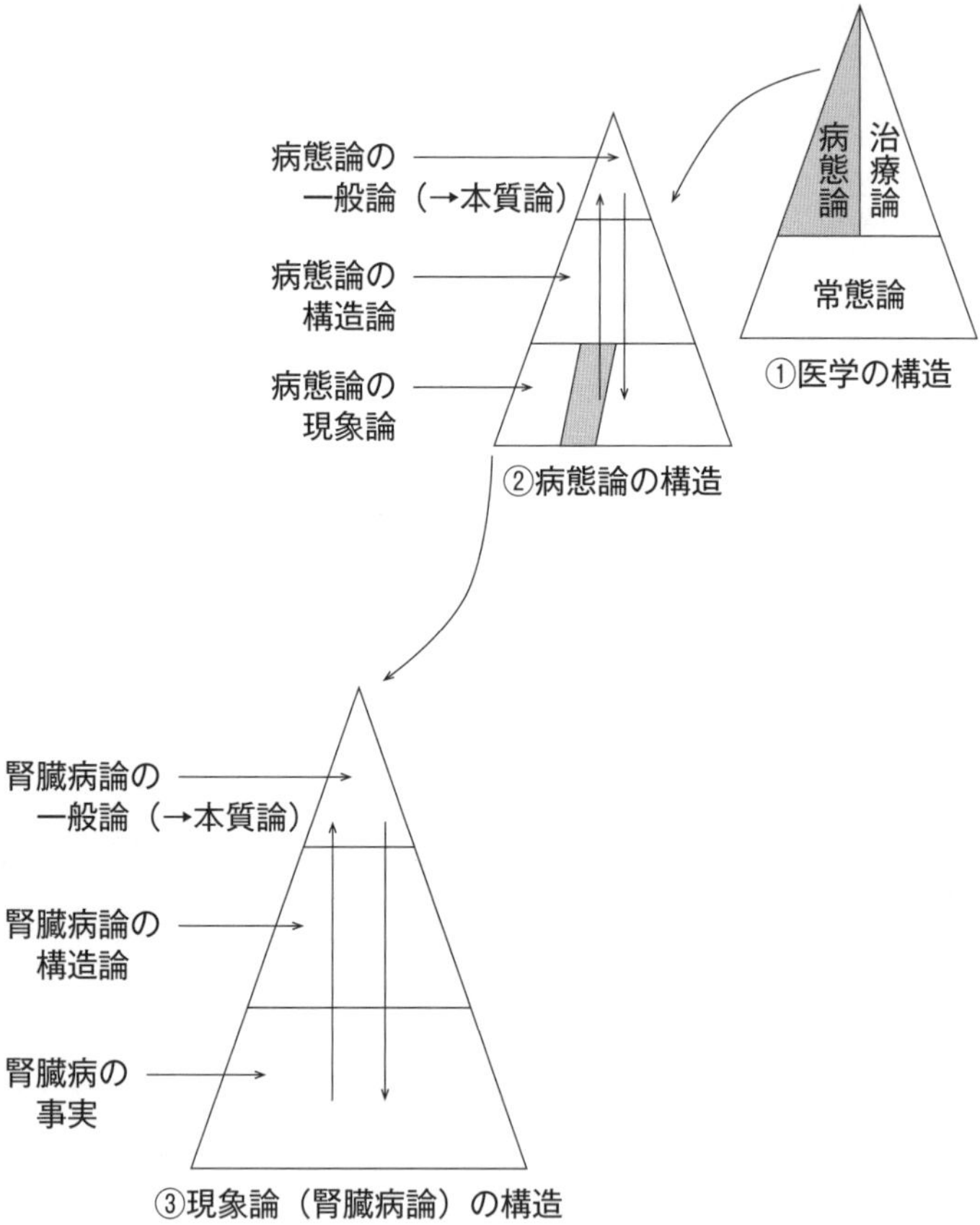


図４　医学体系における現象論の位置づけ

つまり医学体系が真の学問体系であるためには、必ず専門的対象となる事実を正面に据え、それらの事実から導き出した論理の体系でなければならないが、体系化された時には、それらの膨大な事実は、いうなれば論理の背後へと、身を潜めることになるのである。これが理解できれば、膨大な事実の大系にすぎない現代の医学書が、まさしく現象論にも至っていないということを、納得してもらうことは容易であろう。

## 第四節　現象論として腎臓病論を取りあげる

さて以上、医学体系の構造を一般的に提示したのでそれをふまえ、いよいよ本章のメインテーマである現象論を、これまで言及してきた腎臓病論を例に挙げ、具体的に論じることとする。ここでもしかしたら、「現象論の具体例がなぜ腎臓病論なのか。腎臓病論を取りあげることに、特別の意味があるのか」という質問があるかもしれない。

それに対する答は、「特別の意味がないわけでもない」ということになる。というのは、確かに現象論としては、何を取りあげてもよい。肝臓病論でも、心臓病論でもよいのである。にもかかわらず、ここであえて腎臓病論を取りあげたのは、多くの医学生にとって、腎臓病の理解が特に困難を極め、試験の際に「腎臓病はわけが分からない」と途方に暮れる現実が、少なからずあるからである。その腎臓病の理解が困難な原因も、結論から言えば、腎臓病が論理化されていないことにつきるのであり、病気を単に事実的に見るのと、論理的に捉えるのとでは、病気の理解が大きく異なることを納得してもらうためには、よい具体例であると思うからである。まずは現実を見てみよう。

ここに、『講義録　腎臓学』（木村健二郎、富野康日己編集、メジカルビュー社）という教科書がある。「腎臓」のみを対象として「学」などという題名をつけていることに対する批判は、ここではおくとして、この『講義録』シリーズは、医学生には「分かり易い」ということで、教科書としてよく使われているようである。

確かに医師国家試験のための問題集化した教科書が多々ある中で、病気を、解剖学、生理学の基礎から説く努力をし、図を多用し、難しい用語に解説を加え……と、医学生には分かり易い教科書として評価してよいものである。それだけに、少し検討してみることにしたい。まず、『講義録　腎臓学』に、次のような文章がある。

腎疾患の理解を難しくしているのは臨床症候名と腎疾患名が非常に紛らわしいことである。臨床症候名と疾患をきちんと分けて理解し、それぞれの関係を整理しておく必要がある。

　ここでは、「腎疾患」を理解するには、「臨床症候名」と「腎疾患名」をきちんと分け、それぞれの関係を整理しておく必要がある、と説かれている。では一体、「臨床症候名」と「腎疾患名」とは、どのようなものなのであろうか。それについては、次のような記載がある。

病名に惑わされるな
腎臓病にはやたら〝腎炎〟、〝腎症〟という名前が付いているため混乱を生ずる。これが腎臓病を嫌いになる一つの原因でもある。病名には下記のものがあり、どの立場で話をしているかを判断できれば、腎臓病は簡単である。腎臓病の名前を区別しよう。

臨床症候群
　①急性腎炎症候群
　②慢性腎炎症候群
　③ネフローゼ症候群
　④急速進行性腎炎症候群
機能別分類
　①急性腎不全

②慢性腎不全

病理学的診断名

①メサンギウム増殖性腎炎
②膜性腎症
③微小変化群
④膜性増殖性腎症
⑤半月体形成性腎炎
⑥間質性腎炎など

このほかに腎臓を傷害する疾患名が加わる。

①ループス腎炎
②顕微鏡的多発動脈炎
③Wegener 肉芽腫症
④Goodpasture 症候群など

〝Goodpasture 症候群の患者さんが、急性進行性腎炎症候群を呈して入院してきた。腎生検では半月体形成性腎炎だった〟というように一人の患者さんが多数の病名をもつことになる。腎生検はこのうち病理学的診断をつけるために行う。

ここに記されているように、腎臓病の分類は、通常いくつかの異なった観点からなされている。「臨床症候群」とは、患者に現象している臨床症状の観点から分類したものであり、それぞれ次のように記載されている。

「急性腎炎症候群」とは、「蛋白尿、血尿、乏尿、高血圧、浮腫などの症状が急激な経過（日の単位）で出現し一過性の腎機能障害を伴うもの」であり、「慢性腎炎症候群」とは、「蛋白尿・血尿に加えて腎機能障害がみられ、徐々に進行するもの。高血圧を伴うことが多い」。「ネフローゼ症候群」は、「尿中に大量の蛋白が排泄されるために、代謝のバランスが崩れることにより引き起こされる一連の症候群をいう。腎機能は正常の場合も、低下している場合もある」ものであり、「急性進行性腎炎症候群」は、「蛋白尿・血尿があり、急速な経過（週あるいは月の単位）で腎機能の悪化をみるもの」ということである。

この分類は、要するに常日頃、患者を診察する医師が得ることのできる所見、すなわち尿の異常、腎機能の低下、そしてそれらが、徐々に進行するのか、それとも急速に進行するのか等々から、腎臓病を区別したものである。

それに対して、「病理学的診断名」とは、患者の腎臓の組織を、通常体の背部から腎臓をめざして針を刺すことによって取り出し（これを生検という）、その組織を様々な顕微鏡で、様々な手法を使って観察し、その組織に現象している異常所見の特徴によって、分類したものである。例えば、腎臓を構成している糸球体部分の細胞の増殖、白血球の浸潤、また免疫グロブリンや補体の沈着等という、組織の異常所見の、それぞれの特徴によってつけた病名である。

以上のように、腎臓病の病名には、異なった観点から分類されたものが並列し、それらが整然と対応していない（例えば、「ネフローゼ症候群」の腎の組織所見は、「微小糸球体病変」の変化を示すこともあれば、「膜性腎症」の変化を示すこともあり、逆に、組織所見によって「半月体形成性糸球体腎炎」と診断される場合でも、「急性進行性腎炎症候群」の経過をとることもあれば、「慢性腎炎症候群」の経過を辿ることもある……という具合に）ので、医学生は大混乱をきたし、「腎臓病は難しい」ということになってしまうのである。そのため、この教科書には、学生に注意を促す次のような記載さえある。

腎の臨床症候と腎病変の関係は研修医でもしばしば混乱する。急速進行性腎炎症候群＝半月体形成性腎炎、あるいは急性腎炎症候群＝溶連菌感染後急性糸球体腎炎といった、誤った図式に陥りやすい。

そしてこの「臨床症候群」と、腎組織の「病理学的診断名」の関係を理解させるために、「図1　病気の成り立ちとわれわれの理解の関係」という図が、示されているのである。ここで図は割愛するが、この「図1」については、次のような解説がなされている。

一般に、疾患は病因（おおもとになる原因）があり、その結果、腎臓に組織学的（形態学的）な変化が現れる。この変化は機能的な変化を伴い、その結果、さまざまな訴えや身体所見や検査値の異常すなわち臨床症候を呈してくる。すなわち、病気のなりたちと臨床症候の現れ方をみると、【図1】の矢印の下から上の方向であることが分かる。

しかし、われわれが医師として患者に接するときには、まず、この臨床症候を捉えることから診療が始まることになる。臨床症候のいくつかの組み合わせが症候群である。この症候群で患者の病態を理解することになる。そのうえで、腎病変・腎の機能異常にはどのようなものがあるかを推論して行くことになる（臨床推論）。腎生検が治療上必要で患者の状態が許すなら、腎生検を行い組織診断に至ることになる。さらに、可能ならそのような腎病変を来している病因を追求することになる。すなわち、われわれのアプローチの方向は【図1】では上から下である。

例えば、目の前に表れた患者がネフローゼ症候群を呈していたとしよう。この患者で腎生検を行い、膜性腎症という組織診断がついた。その膜性腎症の原因（病因）がB型肝炎ウイルスとわかれば、そのウイルスを駆除する治療を行い、成功すれば、膜性腎症は治癒し、ネフローゼ症候群も消失する可能性がある。しかし、残念ながらほとんどの腎疾患では病因は不明である。

ここで述べられているのは、次のことである。つまり腎疾患には病因があり、その結果、腎臓に組織学的（形態学的）変化が現われ、それによって臨床症状を呈してくるのであり、図ではこの病気の成り立ちの方向を、下から上へと示す。

しかし医師が患者を診る時は、それとは逆に、臨床症状の把握から始まり、腎臓の組織学的変化を確認し、病因を追求するという上から下への方向になる、ということである。

## 第五節　病気は歴史的にどのように分類されてきたか

以上、医学生に理解し易いと評価されている、腎臓病の教科書の内容を提示した。もちろん他の教科書においても、腎臓病の分類に関しては、まったく同一であり、現在の医療界において、ここに引用した見解が、最先端の知見であることは、まずまちがいない。すべての教科書は、この腎臓病の分類を示し、そこからそれぞれの腎臓病の詳しい説明、及びその治療法の記載へと進むのである。

ここで、第一編第三章で記した次の文章を思い出してほしい。

ところがそのような、学問体系の構築に必須の論理的実力を養う過程は、現代の学校教育においては、残念ながら皆無である。さらに恐ろしいことに、特に医学教育においては、その論理能力の養成とは、正反対の実力をつける教育がなされているのである。

（それは一体どのような教育かと言えば）、事実と事実の違いに注目し、その違いを強調し、暗記させる教育である。……医師および医学生であれば、自らが受けた教育を思い浮かべてもらえば、すぐに分かるはずである。

このように記しておいたことが、まさに腎臓病の教科書にも、如実に表われていると言える。すなわち教科書は、腎臓病の「事実と事実の違いに注目し、その違いを強調し、暗記させる」内容となっているのである。具体的には先程示したように、腎臓病を、まずは患者が示す臨床症状の違い及び検査所見に着目して分類し、次に患者の腎臓の組織の病変の違いに着目して、さらなる分類をしているのである。

このように腎臓病を分類することは、確かに医師が患者の病気を診断し、治療していく上での、必要性から生じてきたことは事実である。例えば最初の症状及び検査所見からは、同じように「ネフローゼ症候群」と診断されても、治療薬として使用されるステロイドによく反応して治り易い患者と、ステロイドが効かず腎不全へと至ってしまう患者の違いは一体何なのか、という医師としての切実な問いかけが、患者の腎臓の組織の病変の違いによる分類へと導いたのである。

したがって、このような分類が無意味であるとは言わない。実際に、人類の歴史を遡ってみれば、医療の歴史は、一面では病気の分類に労力を注ぎこんできた歴史である、とも言えるからである。少し説いてみよう。

そもそも地球上に誕生した単細胞生命体が、人間にまで発展してきた「生命の歴史」を繙いてみると、脳の一つの機能として認識が誕生することによって、サルから発展した人類は、本能が弱まり、本能的な生活の代わりに、共同体の中で育ち、育てられる過程でつくられていく認識が、自らの生活過程をつくりだしていくことになった。

その結果生活過程は、その共同体なりに、またその階層なりに、さらにはその人なりに特殊的、個性的につくられることになり、それが人間としての本能から乖離していけばいくほどに、生活過程は歪められ、その結果健康が損なわれ、人間にとって病気は必然性となっていった。したがって戦いにおいて必然性であった外傷を治すとともに、それらの病気を治す役割を担う医師は、古代より社会の要請として、専門職として確立していったのである。そしてその専門職としての医師達は、自らが関わった患者の事実を、記録として残せるようになり、そのような記録が積み重なっていくと、それぞれの患者の千差万別に見えた症状に、様々な共通性が見てとれるようになっていった。

医師に、そのような共通性を見てとる実力がついたからこそ、古代ギリシャのヒポクラテス達が残した記録には、「流行病」とか「神聖病」とかの、症状の共通性に基づいた、いわゆる病名が記載されているのである。

次に、このような患者の示す症状による病気の分類から、その病気の大本である、人間の体の内部構造の変化を知りたいという、医師の切実な思いから、解剖が行われるようになり、解剖の結果人体の様々な内部構造が明らかにされ、その知見が積み重なっていくことにより、病気は、心臓の病気、肺の病気、肝臓の病気……と、病んだ臓器に基づいて分類されるようになっていったのである。そして現代においても、その病気の分類法が基礎にあることは、現代の教科書の、例えば腎臓病、消化器病、神経病と分類されている目次を見てもらえば、一目瞭然である。

さらに、十九世紀より加速度的に進んだ技術の進歩は、顕微鏡や、生化学的な検査方法、またレントゲンや超音波等の画像検査方法を産み出し、それらを用いることによって病人から得た事実をもとに、病気をさらに細かく分類するに至ったのである。

例えば、かつて「脳卒中」と言われ、ひと括りにされていた脳の病気も、脳の内部構造の変化の状態によって、「脳出血」「脳梗塞」「クモ膜下出血」等と、分けられるようになった。もちろん、ここで取りあげている腎臓病も、その典型例であり、患者が示す症状、及び検査所見による分類に加えて、患者の腎臓の組織を顕微鏡で見た、病変の違いによる分類が示され、教科書におけるその両者の分類の並列が、医学生のアタマを大混乱に落とし入れていることは、先程示した通りである。

## 第六節　病気の分類の歴史は大きく二段階に分けることができる

以上、簡単ながら医療の歴史を辿り、古代より医師達が、病気をどのように分類して現代に至っているのかを、振り返ってみた。ここから分かることは、病気の分類の歴史は、大きく二段階に分けることができる、ということである。

つまり、まず第一段階は、医師が患者を診ることによって、病気の現象的事実が積み重なっていった結果、それらの共通性を見てとることができるようになっていき、その現象的な共通性によって、病気が分類されるようになっていった段階である。

歴史上、この段階は古代ギリシャに見ることができる。すなわち『ヒポクラテス全集』に記載されている、個々の病人の症状の事実の記載から、その共通性に着目して少しずつ一般的な把握をしようとしている段階である。これについては、本編第一章で引用した「学問形成のために問う医学の歴史（三）」（前出）を参照してほしい。

このヒポクラテスの業績を受けつぎ、同じく古代ギリシャの哲学者アリストテレスに大きく、かつ深く学び、歴史上初めて医学の体系化を試みたのが、古代ローマのガレノスであった。ガレノスは、患者の臨床的観察はもちろんのこと、動物の解剖や、生理的機能に関わる様々な実験を行うことによって、人体の構造を、いわゆる体液と組織と器官に分け、病気をその三つの範疇でまとめようとしたのである。これについては、いずれ取りあげることにしたい。

いずれにしても、病気の共通性を導き出すという作業により、病気を分類していった第一段階は、ヒポクラテスを経て、ガレノスによってそれなりの（一応の）完成をみたのであり、それ以降中世の千年以上にわたって、このガレノスの理論が受けつがれていった。

しかしながら、近世に至り、人類の文化の発展は、病気の分類を、第二段階へと突入させることになったのである。すなわち、近世になって急速に発展した、様々な技術（解剖、聴診器、顕微鏡、生化学的検査、レントゲン等々）を駆使することにより、それまで未知であった病気の事実的構造に、様々に立ち入ることができるようになっていった。

そしてその結果、それまで同じようにしか見えなかった病気の、様々な事実の違いが次々に明らかになり、それらの膨大な事実に基づいて、病気は区別されて細かく分類されるようになり、それらを集大成したのが、現代の医学の教科書である、ということである。

このような病気の捉え方の発展は、まさしく人類の認識の発展の一般性に基づいたものであり、決して特殊なものではない。つまり、例えば生物学が対象とする、動物にしても植物にしても、このように把握し、分類する歴史を経て、現在に至っているのである。すなわち、歴史的に人間の認識の発展過程を見るならば、まずは対象を全体的にアバウトに反映させるのであり、その後必要に応じて、細かな事実の違いを反映させていくことになるのである。

さて、問題は次である。専門的対象を把握するにあたって、このような把握の発展の方向性は、正しいのか否か、もし正しくないとしたら、どうしなければならないのか、である。つまり、これまで説いてきたように、病気の捉え方は、歴史的に事実が集積し、その共通性を見てとろうとする第一段階から、さらに事実の構造に分け入り、その事実の細かな違いに着目して分類しようとする第二段階へと進んできて、現在もその第二段階の発展に、ますます拍車が掛かっているのであるが、この是非を問わなければならないということである。

結論から述べるならば、第一段階から第二段階への発展は、歴史的な必然性であり、正しい方向性であったのであるが、いつまでもこの第二段階の発展を続けてばかりいることは正しくない、ということになる。なぜならその第二段階の発展の方向性には、大欠陥が潜んでいるからであり、十分に第二段階の発展が進んだ今こそ、それを自覚して、新たな方向性へと踏み出すべきなのである。それは一体、どういうことか、少し説いてみよう。

## 第七節　病気の分類の細分化は病気の全体像を欠落させる

先程も述べたように、病気を究明するために、病気の事実の構造へと分け入っていくことは、歴史的に見て当然に必要であった。

例えば、医師が苦しそうにしている患者を診た時に、心臓が病んで苦しいのか、肺が病んで苦しいのか、それとも肝臓が病んで苦しいのかと、その人体の内部構造に分け入り、さらに心臓が病んで苦しいにしても、心臓の筋肉が病んでいるのか、弁が病んでいるのか、血管が病んでいるのかと、心臓の構造に分け入っていくことができるようにすることは、病気の治療には必要不可欠であったのであり、それらを把握することによって、それに対応した様々な治療方法が工夫されてきたのである。

しかしながら、病気の事実の構造に分け入れば分け入るほど、そこには大きな陥穽《カンセイ》が待ち受けていたのである。それを理解してもらうために、まずは次の書物を取りあげることにする。それは『病理学の歴史』（エズモンドR・ロング著、難波紘二訳、西村書店）という書物であり、この書の「初版序」に次のように書いてある。

本書は医学生のために書かれた。今日のように医学カリキュラムがますます多くなると、学生は事実に対する何らかの包括的な展望をもっていない限り、修得しなければならない細部にわたる知識により必ず混乱におちいる。病理学の教育に数年たずさわってみて、この主題についての最良の展望を与えるものは、それが今日の状態に到達した過程を理解することである、という確信をもつにいたった。

ここで大事な文言は、「何らかの包括的な展望をもっていない限り、修得しなければならない細部にわたる知識により必ず混乱におちいる」ということと、「この主題について最良の展望を与えるものは、それが今日の状態に到達した過程を理解すること」ということである。

すなわちこれまで説いてきたように、病気の分類の第二段階の発展によって、病気について膨大な知識が集積したわけであるが、著者は、それらをどう捉えたらよいのかの包括的な展望がなければ、ただただ混乱に陥るだけであり、そうならないために必要なことは、病気が歴史的にどのように捉えられてきたのかを理解することである、と説いているのである。

確かにこの書によって、現在「病理学」と呼ばれている分野を歴史的に眺めると、著者が記しているように、「悪霊病理学―体液病理学―器官病理学―組織病理学―細胞病理学―分子病理学」と、病気の捉え方が、次第により細かな構造へと分け入っていることが分かる。この発展過程は誰でも理解できることであり、「事実を明らかにするために、より細かな事実に分け入っていくことは当然のことであろう」と、何の疑問も生じないかもしれない。しかし実は、このように事実のより細かな構造へと、一方的にどんどん分け入っていくことは、一大欠陥をもたらすことになるのである。それは一体何か。

病気を究明するにあたって、病気の事実を細分化し、その個々の事実の究明へと、一方的につき進むことによりもたらされる一大欠陥とは、人間の生活の全体像、簡単には人体生理の全体像が消えていき、医師にとって最も大切な「病気の全体像」が忘れられて、その結果、病気を正しく把握することが不可能になってくるということである。

そもそも、医師が病気の事実の構造へと分け入っていった目的は何かと言えば、病気そのものを知ることであった。そして病気とは、直接的にはあくまで人間が病んでいるその状態であり、間接的には人間の生活が体と心の病み（闇）をつくっていることを言うのである。

ところが、先程の『病理学の歴史』が示すように、病んでいる場を求めて、人間の体の一部でしかない「器官」に注目し、さらにそれらを構成している「組織」に注目し、一つ一つの「細胞」に注目し、さらにはあろうことか細胞内部の「分子」に注目していくようになると、病んでいる人間という全体像が、大きく欠落していくことになるのである。

その典型的な例が、病理学の巨匠としていまだに崇められている、ルドルフ・ウィルヒョウの「細胞病理説」である。ウィルヒョウの「細胞病理説」がどのようなものか、いかに病んでいる人間の全体像が欠落しているかについては、前章で挙げた『学城』連載の「ウィルヒョウ『細胞病理学』なるものを問う」を参照してもらうこととして、ここでは、先程取りあげた腎臓病について、検証してみることにしよう。

## 第八節　教科書には腎臓病の全体像が欠落している

まず、先程の教科書『講義録 腎臓学』の引用文をもう一度見てほしい。

ここで示されているのは、腎臓病には病因があり、その結果、腎臓に組織的な変化が現われ、それによって、臨床症状を呈してくるが、医師が患者を診る時は、臨床症状から、組織的な変化を確認し、病因を探すという逆方向を辿るということであり、その具体例として、ネフローゼ症候群が取りあげられている。

さてみなさんは、この内容を読んで、どう思うであろうか。この内容から、「腎臓病」というものを理解することができるであろうか。答は「否！」であろう。では、ここで示された考え方で、腎臓病を理解する上で一番欠落しているものは、何であろうか。

それは、「病気の全体像」である。すなわち先程の引用文からは、「生きて生活している人間が腎臓を病んでいる」という、医師にとって一番重要な観点が、完全に欠落しているために、腎臓病の全体像を、この内容からイメージすることが、絶対に不可能となっているのである。

ここで示されているのは、ただ単に病因と思われるものと、腎臓組織に現象している異常所見と、患者が示す臨床症状という、ばらばらな事実を取り出してきて、それらを強引に結びつけようとしているだけである。例えば、引用した文章に、次のような箇所がある。

---

その膜性腎症の原因（病因）がB型肝炎ウイルスとわかれば、そのウイルスを駆除する治療を行い、成功すれば、膜性腎症は治癒し、ネフローゼ症候群も消失する可能性がある。

---

この見解は、絶対に正しくない。何が正しくないかと言えば、原因（病因）を、B型肝炎ウイルスとしている点である。このように言うと、「そんなばかな。B型肝炎ウイルスが、腎症を起こしてくることは、確認されている事実ではないか」、との反論があるかもしれない。

しかしB型肝炎ウイルスが、膜性腎症の発病に関係することが事実でも、それは決して原因、すなわち病因ではないのであり、病因の一部分にしかすぎないのである。そう断言できる決定的な証拠は、B型肝炎ウイルスが体内で増殖している人すべてに、膜性腎症を引き起こしているわけではない、という厳然たる事実があるからである。

　これは、あまりにも単純な事実なので、その事実の意味する重要性が、医療界において等閑視されているのが現実である。ところがこの事実の持つ意味は、病態論の基本とも言えるほどに重要なものである。詳しくはいずれとして、簡単に説けば以下である。

　人間の体において、B型肝炎ウイルスが増殖し、さらにそのことによって腎臓が障害されるには、その人の体内に、実はそれを許すだけの条件が存在するということである。それは何かと言えば、腎臓に的を絞って述べるなら、胎児期に腎臓が形成される過程から始まり、生後から成長期を通して、生活過程で腎臓の実体構造がつくられつつ、腎臓として働かされる過程を経て、成熟した腎臓が、その人の生活過程によって、その実体構造を日々つくりかえ、また働かせる過程によって、その人の現在の腎臓が存在しているのであり、そのいずれかの過程に、腎臓の弱まりをもたらす構造があったからこそ、その人が腎臓を病む条件が整ってしまったことになるのである。

　したがって、ウイルス感染症や、細菌感染症を、単にウイルスや細菌が病因であるとするのは誤りであり、必ずその病んでいる人との相互規定性、相互浸透性で捉えなくてはならない。これは病態論の要《カナメ》となる重要なことなので、いずれ詳しく論じることとする。

病気に至る過程は、このように病む人間の、生活に規定された生理構造を抜きには考えられないにもかかわらず、あくまでB型肝炎ウイルスを膜性腎症の「病因」と捉えてしまうから、先に引用したように「そのウイルスを駆除する治療を行い、成功すれば、膜性腎症は治癒し、ネフローゼ症候群も消失する可能性がある」などという、何とも曖昧な治療効果で終わってしまうことになるのである。

このように、生きて、生活している人間が病んでいく過程的構造がすっぽりと欠落しているからこそ、最後の「しかし、残念ながらほとんどの腎疾患では病因は不明である」という文言になってしまうのも、当然の帰結といえよう。

また最後につけ加えておけば、引用文では、「病因→腎病変→臨床症候」の段階を踏んで病気は成立すると書かれているが、必ずしもこうなるとは限らない。

なぜならば、病気への過程的構造に立ち入れば、機能的構造の歪みから、実体的構造の歪みへと発展するには、それなりの過程を必ず経ているからである。すなわち、機能的構造の歪みがあるために、臨床症状が発現していても、臓器の組織的病変を認め得るほどに、実体的構造が歪んでいない段階も存在するのであり、ここで示されたように、機能的な「臨床症候」が、必ず実体的な「腎病変」に基づくとは限らないのである。

だからこそ腎臓の代表疾患である「ネフローゼ症候群」は、腎臓の組織を取り出して、光学顕微鏡で見ても、電子顕微鏡で見ても「著変を認めない」ことが多く、「微小変化型ネフローゼ症候群」などと、命名されているのが現状である。
この、機能の病みから実体の病みへの過程性も、病態論の重要な柱となる論理構造であるから、いずれ詳しく論じることとする。

## 第九節　あらためて医学体系の必要性を問う

以上、腎臓病を例に挙げ、現代の医学書が事実の大系でしかないことを検証してみた。すなわち腎臓病の事実を、最先端の技術を駆使して、細分化して追究していった結果、腎臓病は単なる事実のモザイク的集合体として扱われ、病気を考える上で一番肝心な、「人間が腎臓を病んでいる」という腎臓病の全体像が、忘れ去られてしまっているのである。

したがって、そのような教科書で学ぶ医学生達は、「生きて、生活している人間が腎臓を病むとはどういうことか」、を理解することなしに、細かく分類された個々の腎臓病の事実を、知識として与えられ、それを暗記することに終始するだけであり、医師となり現実の腎臓病の患者を目の前にした時に、その腎臓病が自らが記憶した腎臓病の、どの分類にあてはまるかを確定することだけが診断だと思い、その病名によって決められている薬物療法をすることが、腎臓病の治療だと思ってしまう、恐い現実があるのである。

しかしこのようなアタマの働かせ方では、とても医師としての実力はついていかない。

なぜならば、その人が腎臓病になるには、なるだけの必然性が、その人の過程的構造として存在したのであり、その構造をたぐる実力が医師になければ、その人の腎臓病を明らかにすることができず、したがって、その人にとっての十分な治療をすることができないからである。

では一体、どうしたらよいのか、どうしたら本当の医師としての実力をつけることができるのか、が問われることになろう。

それに対する答は、本書のテーマである「学問としての医学体系」を構築し、その医学体系に基づいた医学教育を行うこと、につきる。例えば、本章で取りあげている腎臓病について言えば、冒頭に図示したように、医学体系の中に、しっかりと位置づけられた、現象論としての腎臓病論を確立し、それをふまえて、医学生に腎臓病を説かなければならないのである。

そのような体系的な医学教育によって、医学生のアタマを体系的に、すなわち患者を診た時に、すべての事実に筋を通して考えられるアタマに、変革していかなければならない。そのような教育をしない限り、本当に実力のある医師はまず育つことはないのである。

いみじくも、先程引用した『病理学の歴史』の著者による「初版序」に、そのことが記されているので、もう一度読み返してほしい。この「初版序」が書かれたのは、一九二八年であり、この頃よりすでに医学教育は「修得しなければならない細部にわたる知識により必ず混乱におちいる」という事態が生じていたことが分かるが、それから約九十年を経た現在、ますますその傾向に拍車がかかっているのである。

それに対して、著者であるエズモンドR・ロングは、その事態に「最良の展望を与えるものは、それが今日の状態に到達した過程を理解することである、という確信をもつにいたった」から、この書を著わしたと書いている。

しかし残念ながら、これでは解決にならない。確かに、過程を理解する、すなわち歴史を学ぶことは、不可欠である。だがその歴史も、彼の著書『病理学の歴史』の中身のように、歴史的事実を並べただけでは、まさしくここで本人が批判したように、「細部にわたる知識により必ず混乱」を引き起こすだけで、終わってしまうのである。

大事なことは、これもまた本人の文言にあるように、「包括的な展望」を持つことなのである。そしてこれこそが、本来の理論として体系化された医学なのであり、医学の歴史も、医療の歴史も、「医学体系」から問い、「医学体系」へと収斂させなければならない。そうすることによって、初めて歴史を学ぶ意義があり、それを医学教育に役立てることができるのである。

では一体、「医学体系」とは何かを理解するために、医学体系における、現象論としての腎臓論とはいかなるものかについて、次章で詳しく具体的に論じることにする。

# 第三章　現象論としての腎臓病論の構築過程

## 第一節　腎臓病論構築に必要な二つの理論

本書は、「体系化された、学問としての医学」を説いていくものであるが、これまで第一編では、なぜ「医学体系」が必要なのかを論じ、そもそも「医学体系」とは何かの「本質論」、及びその構造に分け入った「構造論」を、一般的に提示した。

第二編では「医学体系」の「現象論」とは何かを論じ始め、現代の教科書には現象論と呼べる理論のレベルもないことを示したのち、前章では病態論の現象論としての腎臓論を説くために、まずは現代の教科書において、腎臓病がどのように記載されているのかを提示したところであった。

すなわち、現代の腎臓病の教科書には、様々に分類された腎臓病の病名が掲げられ、それぞれの病気が、どのような病状を呈するのか、どのような検査でどのような異常が出るのか、腎臓の組織を切り取って顕微鏡で見てみると、どのような変化が起きているのか……という事実が、こと細かに記載されているのである。このように現代医療においては、より細かな違いに着目して、病気を分類、すなわち細分化することに、ますます拍車が掛かっているのが実情である。

しかしながら、この病気の分類の細分化は、大きな欠陥をもたらすことになった。それは何かと言えば、人間の生活の全体像が考えられないことはもちろんのこと、人間の生理構造の全体像さえも消失し、医師にとって最も大切な「病気の全体像」が忘れられて、その結果、病気の実体を把握することが不可能になってきている、ということである。

本章では、それが一体いかなることであるのかを、病態論の一つの現象論としての、腎臓病論を取りあげて、論じていくことになる。

さて、腎臓病論が、医学体系のどこにどう位置づけられるのかは、再度〔図４〕を見てほしい。腎臓病論は、「病気とは何か」を理論的に説いた、医学体系の構造論としての「病態論」の中に、現象論として位置づけられる理論である。

つまり、そもそも「病気とは何か」の理論体系は、腎臓病とは何か、肝臓病とは何か、心臓病とは何か、神経病とは何か、筋肉病とは何か……といった理論（現象論）を基盤に据えて、それらのありとあらゆる病気に共通する性質、すなわち一般性を導き出すことによって、体系化したものである。

したがって逆から言えば、「腎臓病論」には、当然に「病気とは何か」の一般性が貫かれていることになるが、一方でまた腎臓病としての特殊性が存在していることにもなるのである。

その腎臓病の特殊性に着目して、論理化し、理論化したものが〔図4〕の「③現象論（腎臓病論）の構造」として示されるものである。この図を見てもらえれば分かるように、現象論という理論体系もまたその中に、現象論としての一般論、及び現象論としての構造論を含むものなのである。

それでは、腎臓病論はどのように構築されていくのか、その理論の構造過程を見るならば、次のようになる。すなわち、ありとあらゆる腎臓の病気の事実を正面に据えて、それらの病気のすべてに貫かれている一般性を導き出したものが、腎臓病論の一般論となるのであり、その一般論を把持して、様々な腎臓病の事実へと下りていくことにより、それらの事実の背後に存在する構造へと分け入り、それを論理化し、理論化したものが、腎臓病論の構造論として、構築されることになっていくものである。

そして、この腎臓病論を構築するにあたり、最も重要なことは二つある。一つは腎臓病論にも必ず、「病気とは何か」の一般論を貫き通すことであり、もう一つは当然のことながら、そもそも腎臓とは何か、腎臓は人間が生きていく上でいかなる役割を担っているのかを、しっかりとふまえることである。

これまで繰り返し説いてきていることであるが、「医学とは、人間の正常な生理構造が病む過程と、病んだ生理構造の回復過程を統一して究明する学問」であるから、「病態論」と「治療論」が二本の柱となるものであるが、それはあくまでも、人間の正常な生理構造を究明した「常態論」を基盤に据えることによって、初めて構築可能となるものであり、だからこそ〔図4〕の「①医学の構造」の土台には「常態論」が据えられているのである。

すなわち、病態論の現象論としての腎臓病論は、あくまで常態論で究明した、腎臓とは何か、腎臓は人間が生きていく上でいかなる役割を担っているのかを、しっかりとふまえなければ構築できないことは、当然と言えよう。

## 第二節　そもそも腎臓とは選別器官である

さてそれでは腎臓病論を論じるために、まずそもそも腎臓とは何か、腎臓は人間が生きていく上でいかなる役割を担っているのかを、明らかにしなければならない。

これについては、詳しくは『看護の生理学(2)』(薄井坦子、瀬江千史著、現代社)、さらに詳しくは「現代医学を問う――ガイトン生理学批判1〜6」(『綜合看護』第二十三巻第二号〜第二十四巻第三号所収、現代社)に説いたので、ここでは、簡単に以下である。

そもそも人間にとって、腎臓とは何かと言えば、端的には選別器官である。すなわち、人間にとって必要な物質と不要な物質を選別し、必要な物質を体内に保持し、不要な物質を体外へと排泄する役割を担っている器官が腎臓である。

それに対して、現代生理学は、腎臓を排泄器官と位置づけているが、これは最も重要な選別という過程を等閑視し、その結果としての排泄だけに注目したものであり、これがいかに論理的に誤っているかは、先に挙げた論文で、縷々論じてきたとおりである。

では一体、この選別という腎臓の機能は、人間が生きていることに対して、どのような意味を持っているのだろうか。それは、腎臓が行う選別という機能によって、人間の体を構成している一つ一つの細胞が生きられる条件を、常に維持することができるということである。これが十九世紀のフランスの医学者、クロード・ベルナールが提唱し、二十世紀のアメリカの生理学者、ウォルター・B・キャノンがその構造を明らかにした、「内部環境の恒常性（ホメオスタシス）の維持」ということであり、腎臓はそれに大きく関与している器官である。

しかしながら、ここで次に問わなければならないことは、ではなぜ人間の体を構成する細胞が生きるための、内部環境の恒常性を維持するために、腎臓による選別が必要なのかということである。

これについて答を出すためには、これまで『看護の生理学』（前出）シリーズで説いてきたように、地球上に初めて誕生した生命体である単細胞が、人間へと発展するに至った歴史過程を論理的に措定した、「生命の歴史」をふまえなければならない。すなわち、単細胞生命体から発展してきた人間の生理構造を、「生命体としての一般性」・「哺乳類としての特殊性」・「人間としての特殊性」の三重構造として、論理的に把握しなければならないのである。これを図示したのが「図５・人間を貫く三重構造」である。

## 第三節　腎臓による選別の必然性を説く

### ①生命体としての一般性からの選別の必然性

では人間にとって、なぜ腎臓による選別が必要なのかを、まず「生命体としての一般性」から説くならば、それは、生きているから、すなわち代謝をしているからである。

代謝とは、すべての生命体を貫いている、生命体に特有の運動形態であり、いかなる生命体も、外界から必要な物質を摂取し、自己化する過程を通して、自らの体を不断につくりかえ、また自

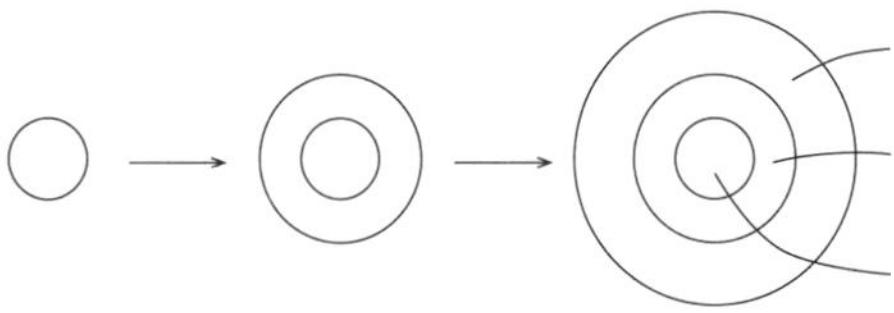


図５　人間を貫く三重構造

らの活動を行い、その結果不要になった物質を、外界へ排出しているのであり、これが生命体の本質である。

この過程を見てとるならば、生命体が生きるためには、選別ということが、二重の意味で、必然性であることが分かる。すなわち一つは、生命体は外界から物質を取り入れるのであるが、外界はあくまで外界であって、生命体を生かすために存在しているわけではないから、その時その時に生命体は、自らが必要とするものと、ぴったり一致するものを取り入れられるとは限らないので、取り入れたもののうち、自己化に必要な物質と不要な物質を、選別しなければならないということである。

もう一つは、必要な物質を自己化した結果、必ず不要な物質が生じるということであり、ここにも選別の必然性が存在するのである。こうして生命体は、選別によって、必要な物質は保持し、不要な物質を排出することによって、自らを維持することができているのである。これは、単細胞生命体から人間に至るまでの「生命体としての一般性」である。

### ②哺乳類としての特殊性からの選別の必然性

次に「哺乳類としての特殊性」として必要な、選別の構造とはいかなるものか。これは、運動と代謝の二重構造化に関わる。これについて詳しくは、『看護のための「いのちの歴史」の物語』（本田克也・加藤幸信・浅野昌充・神庭純子著、現代社）を参照してもらうとして、簡単に説いておこう。

そもそも「生命の歴史」を遡るならば、地球上に初めて誕生した単細胞段階から、カイメン段階、クラゲ段階を経て魚類段階に至った生命体は、激しく流れる海流の中を泳ぎきって生きるために、高度な運動を担える運動器官を分化させ、それと直接に、高度な運動を支えるための、高度な代謝を担う代謝器官を分化させた。そしてこの二重構造化した運動器官と代謝器官を、一つの生命体として生きるために統括する器官として、統括器官が誕生したのである。

運動器官とは、骨、筋肉に加えて、運動に不可欠な感覚器官を含むものであり、代謝器官とは、胃腸、肝臓、腎臓、心臓、膵臓等のいわゆる内臓であり、統括器官とは、脳と神経・ホルモン系を含むものである。さてそれでは、代謝器官の一つとして、腎臓は魚類段階でなぜ誕生したのか、そこにはいかなる必然性があったのか。

結論から言うならば、それは、生命体の体が二重構造化した結果、内部環境が大きく変動することが必然性となり、腎臓として独立分化した器官が、専門に選別という機能を担わなければならなくなった、ということである。

内部環境の大きな変動が必然性となった、ということがどういうことかは、具体的に考えてもらえば分かる。例えば魚類が激流の中を、時速百キロメートル以上で泳いでいる時、筋肉を構成する細胞は、貯えられている多くの物質を消費してエネルギーをつくりだし、その結果多くの老廃物を産み出す。また魚類の口から常に体内に入ってくる海水は、自らの体液より塩分濃度が高いものであり、さらにエサを噛み切って飲み込んだものは、胃腸系で消化されて吸収されると、一気に体液中に流れ込んでくる。

このように、魚類段階では、運動と代謝が二重構造化し、飛躍的に発展した結果、内部環境は常に大きく変動し続けることが、必然性となったのであり、内部環境にとって、その瞬間その瞬間に必要な物質と不要な物質を選別し、内部環境の恒常性を維持するために、腎臓が独立器官として誕生することが必要だったのである。

さらに水中のみならず、陸上でも生きられるようになった両生類段階を経て、哺乳類段階に至ると、環境は水中から完全に大気中へと移り、体を構成する一つ一つの細胞が生きるのに必要な水分を、いかにして体内に保持するかは、哺乳類にとって重要な問題となったのであり、その選別を精密に担う器官として、哺乳類の腎臓はさらなる発展を遂げているのである。当然に陸上に生活する人間には、この「哺乳類としての特殊性」が貫かれているのであり、人間にとって内部環境の恒常性を維持するための腎臓における選別は、より重要な役割を果たすようになったのである。

### ③人間としての特殊性からの選別の必然性

最後に「人間としての特殊性」による、腎臓の選別の構造とは、いかなるものであるか。

これは端的に言うならば、人間はサルまでの段階と違い、本能に加えて、脳が特別に、すなわち本能による外界の反映とは相対的独立性を持って形成してくる認識が、外界との相互浸透のあり方を決めるために、内部環境の変動がさらに大きくなる傾向となり、内部環境の恒常性を維持する腎臓は、他の哺乳類以上の役割を担うことになったということである。

これも、具体的に考えてもらえば、分かるであろう。例えば人間は、生きるのに必要のないビールを一気に何リットルも飲んだり、漬け物で塩分を必要以上に取ったり、ケーキを何個も食べたり……と、決して本能ではなく、それまでの生活でつくりあげてきた、自らの個性的な認識によって、外界のものを取り入れていくのである。また運動についても、水分を取らずフルマラソンを走り切ったり、三千メートル級の山に登ったりと、まさに個性的な認識による、個性的な運動形態を創出したりしていくのである。

このような個別性的な外界との相互浸透の結果、その人の内部環境は、その時々で大きく変動することとなり、内部環境の恒常性を維持するために、その人の腎臓は、大きな負担を強いられていくこととなる。

これが腎臓病へと発展していく一般的な過程的構造となるのであるが、これについては、後程説くことにして、この「人間としての特殊性」を明らかにしてくれる、一つの事例を示すことにしよう。

「事例　一歳五ヵ月男児

三〇五五グラムで誕生。最初は母乳で育ち、四ヵ月で六五〇〇グラムとなった。五ヵ月より離乳食を開始したが、おかゆはほとんど食べず、市販のベビー・フードを一時期は食べていたが、十一ヵ月頃よりそれもほとんど食べなくなった。

ミルクはそれまで、二〇〇ミリリットルを一日四、五回飲んでいたが、それも本人が拒否してほとんど飲まなくなり、赤ちゃん用ピーチ・ウォーター（一〇〇ミリリットルあたりエネルギー十八キロカロリー、ナトリウム〇、蛋白〇、脂肪〇、桃の味のする飲料水）を好んで、一日三リットルほど飲み、あとは夕食に魚等をのせたごはんを少し食べる程度であった。それ以外は口にしようとせず、食べさせようとすると、ゲーッと吐く様子をするため、母親は無理に食べさせなかった。

十ヵ月で体重が、七七一〇グラムと正常範囲内にあったものが、一歳五ヵ月でも七八〇〇グラムとまったく増えず、一日の尿量が非常に多く、尿崩症が疑われて、入院となった。

入院後の検査で、血液では血清ナトリウム 132mEq/L（正常値 137～147mEq/L）、血漿浸透圧 267mOsm/L（正常値 285～295mOsm/L）と低値を示した。しかし水分制限試験にて、尿浸透圧上昇、また高張食塩水負荷試験にて、血漿浸透圧上昇、抗利尿ホルモンの分泌が認められた。

以上の結果より、尿崩症は否定された。入院当初は、尿浸透圧が最大で 600mOsm/L

と濃縮不足であったが、その後、最大750mOsm/Lまで濃縮されるようになった。

入院前の生活は、日中は母とほとんど二人きりで過ごしていたが、母はもともと、朝はほとんど何も食べず、昼はコーヒーのみで、食事は夕食しか取る習慣がなく、一日三食必要であると、乳児健診の際に言われてもそのままであった。

入院後の生活で、水分摂取を制限し、小児科病棟で子供達と食事をすることによって、急速に食欲も改善し、体重も増加し始めたため、退院となった。体重は、一歳十ヵ月で八七〇〇グラムであったが、三歳二ヵ月で、十一キログラムと正常範囲内となり、その他の発育発達にも異常を認めない。」


以上の事例の詳しい解説は本書では省略するが、この事例からここで分かってほしいことは、人間というものは、乳幼児のうちからすでに、本能だけではなく、育てられた環境によってつくられた個性的な認識によって、外界を取り入れることにもなるということである。つまりこの事例では、食事に関心が薄いと思われる母親に育てられることによって、本人の認識が食べることを拒否するように育ってしまい、好きになった桃の味のする水のみを大量に飲むことによって、あたかも抗利尿ホルモンの異常により多尿となる、尿崩症と言われる病気と同じような現象を呈してしまったということなのである。

確かにこのような状態は、自らの意志で不必要な水を多量に飲み、結果として多尿になってしまう「心因性多尿」と呼ばれ、大人では見られることもあるが、乳幼児でさえもすでに、個性的な認識が形成され、それによって生理構造を歪めてしまうことがあるのであり、これがまさに「人間としての特殊性」なのである。

これを図示したのが「図6・人間の論理的構造」である。すなわち、人間の体は他の高等動物と同様に、運動器官、代謝器官、さらにそれらを統括する統括器官に分化している。そしてすべての高等動物の脳は、代謝器官と運動器官という生理構造を統括するとともに、本能的に外界を反映して像を形成する機能を持つのであるが、人間の脳だけは、本能的な反映像とは相対的に独立した認識＝像が、本能の像に加わった二重性として、生理構造を統括（規定）してくるのである。端的には、個性的に形成された認識が、生理構造を歪めることさえある、とい

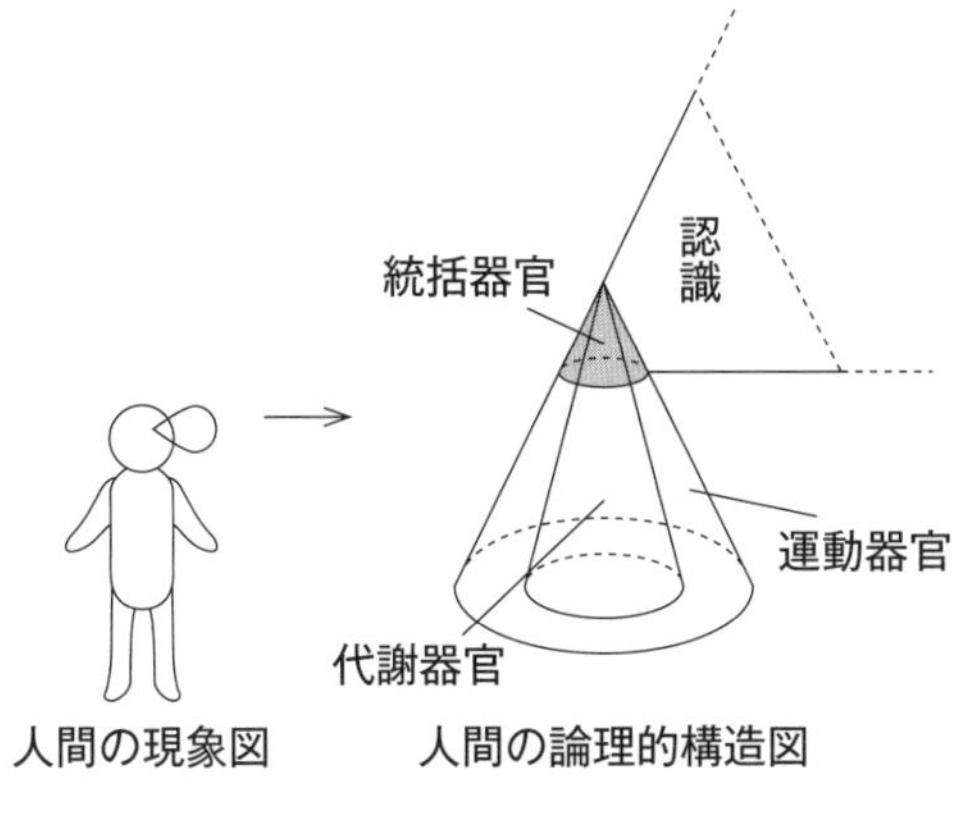


図6　人間の論理的構造

うことである。この図で認識の広がりを点線で示したのは、人間の認識は、外界の反映とは相対的独立に、無限に広がる可能性を有しているからである。

つまりこの事例では、そのように育ってしまった特殊な認識によって、食事も取らず、うすい水を大量に摂取することによって、内部環境の恒常性は大きく変動することとなり、腎臓はその大きな変動を瞬時に抑えて、恒常性をできる限り維持するために、選別し続けた結果、大量の水を不要とし、尿として排泄していたのである。しかしそれでも、うすい水の摂取が腎臓の選別の限界を超えてしまったため、恒常性は完全には維持されず、結果として血清ナトリウム及び血漿浸透圧は低い値を示していたのである。

このように「人間としての特殊性」を理解して、過程的構造に分け入らないと、生理構造の歪みに至る過程が皆目分からないということになり、うすい尿が多量に排泄されるという現象形態から、逆に、腎臓における濃縮機能の障害であると、うっかり診断されることにもなりかねないのである。

## 第四節　腎臓病論の一般論とは何か

以上、病態論の現象論としての腎臓病論を論じるために、まずは常態論で解明された、そもそも腎臓とは何か、人間が生きていく上でいかなる役割を担っているのかについて説いた。端的には、腎臓は選別器官であり、体内の必要物質と不要物質を選別することによって、人間が生きるために必要な、内部環境の恒常性を維持しているのである。そして、人間になぜ選別器官としての腎臓が必要なのかについては、人間の生理構造を貫く「生命体としての一般性」・「哺乳類としての特殊性」・「人間としての特殊性」の三重構造から論理的に説いた。ではその常態論をふまえて、本章の主題である腎臓病論の一般論、すなわち腎臓病とは何かを問うことにしよう。

そもそも腎臓病とは何かと言えば、生活過程のあり方によって、体内の必要物質と不要物質の選別に歪みをきたした状態であり、その結果、内部環境の恒常性に歪みをきたしてしまう状態である。これは腎臓の正常な生理構造をふまえて、あらゆる腎臓病の事実から導き出した、腎臓病の一般論ということになる。

また重要なことは、当然のことながら、この病態論の現象論としての腎臓病論は、病態論の一般論、すなわち病気とは何かに貫かれているということである。ではそもそも病気とは何かといえば、「人間の正常な生理構造が、外界との相互浸透の過程において、徐々にあるいは急激に量質転化して歪んだ状態になってしまったもの」であり、これが病気の一般論である。

したがって、腎臓病というものも、この病気の一般論に貫かれているのであり、人間の正常な腎臓としての生理構造が、外界との相互浸透の過程において、すなわち人間の生活過程によって、徐々にあるいは急激に量質転化して歪み、腎臓が腎臓としての機能を果たせなくなった状態の持続が、腎臓病ということになるのである。

このように腎臓病を概念規定すると、現場の医師からは、「それでは、腎臓が腎臓としての機能を果たせなくなってしまった状態のみが腎臓病であって、まだそこまで至っていない時、例えば蛋白尿や血尿を認めるとか、腎臓の機能が低下はしてきたが、まだ内部環境の恒常性を何とか維持できていれば、腎臓病とは言わないのか」と、くってかかられるかもしれない。

しかし、そうではないのである。一般的に言えば、結果として存在している事物・事象は、必ずそこに至る過程を有しているのであり、その過程をも含めて、その事物・事象として、把握しなければならないのである。

しかしながら、その事物・事象の帰結としての完成形態を知らなければ、その過程を正しく把握することは不可能である。例えば、誰でも分かる例で言えば、カエルはカエルとして完成して、初めて両生類としてのカエルと分かるのであり、そのカエルとしての完成形態を知ってこそ、そこへと生成発展しているオタマジャクシを、決して魚類ではなく両生類として位置づけることができるのだ、と分かってほしいものである。

すなわち腎臓病で言うならば、体内の必要物質と不要物質の選別に歪みをきたし、その結果内部環境の恒常性に歪みをきたしてしまった状態が、確かに腎臓病なのであるが、これはあくまで腎臓病としての帰結的完成形態である。そしてこのように腎臓病として完成してしまうまでには、必ず過程があるのであり、その過程は、その個人の生活過程、すなわち外界との相互浸透のあり方によって、様々な現象形態、例えば、蛋白尿だけが長く続いているとか、腎臓の機能は低下してきたが、まだ内部環境の恒常性は維持しているとか、の状態を呈してくることになる。

しかしいかなる現象形態を呈していようと、腎臓の生理構造の歪みは、腎臓病の完成形態へ向けて生成発展していく過程にあることは、まちがいないのであり、だからこそ治療としては、腎臓病としての生成発展を、いかにしてくい止め、いかにして腎臓病として完成させないか、に全力を注ぐことにならなければならないのである。

つまり腎臓病論の一般論というのは、あくまで腎臓病としての完成形態を把握したものであるが、当然にそこへと至る生成発展過程を内包しているということである。これを図示したのが「図７・病態論と治療論の過程的構造」である。す

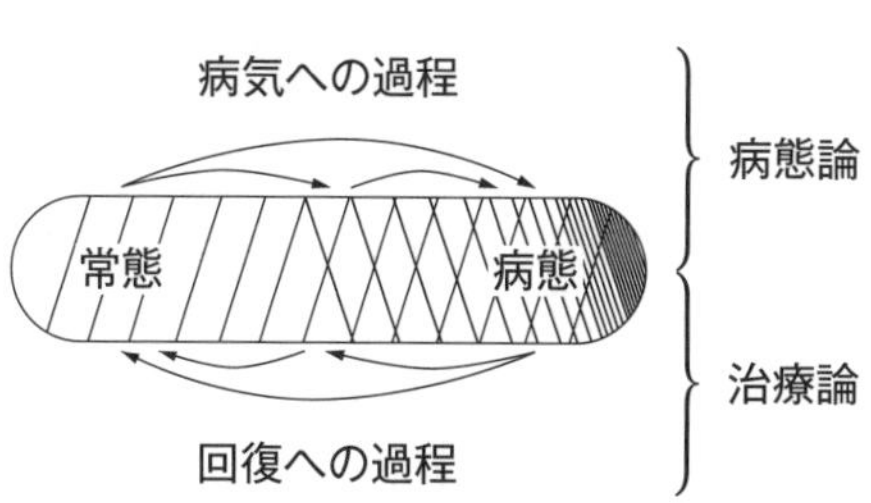


図７　病態論と治療論の過程的構造

なわち人間の病気とは、正常な生理構造が病気の完成形態へ向けて、様々に歪んでいく過程をとるのであり、それをいかにして回復過程へ向けていくのかが、治療ということなのである。

## 第五節　腎臓病論の一般論と事実との連関

さて、腎臓病論の一般論は、その理論の構築過程をも含めて提示すれば、以上のようになるのである。しかしながら、これが腎臓病論の一般論だといっても、日々診療現場で腎臓病の患者を目の前にして、その病気と格闘している医師達、あるいは腎臓病の教科書で、腎臓病を学んでいる医学生達は、「ここで提示された一般論と、個々の具体的な腎臓病の病状等が、どのようにつながっているのか、さっぱり分からない。一般論とは自分達の知る事実とはまったく関係ない、別世界のことのように思える」、となるかもしれない。

だが、この腎臓病の一般論は、病気とは何かの一般論から下りてきて、腎臓病の事実という事実を正面に据え、その事実から論理を導き出して上り、理論化したものであるから、具体的に腎臓病患者に見る事実、そして教科書に記載されている事実を、すべてその内に含むものなのである。具体的に、その証拠を提示することにしよう。

前章で、医学生に教科書としてよく使われている『講義録 腎臓学』（前出）を引用したが、その書の中に、次のような項目がある。それは、目次では「腎機能障害」とあり、その内容は「腎不全」として、「急性腎不全」と「慢性腎不全」に分けて記載されている。少し引用することにしよう。

急性腎不全とは

何らかの原因によって日または週の単位で急激に腎機能が低下した状態を指している。しばしば乏尿（一日 400mL 未満）あるいは無尿を呈し、一日に血清クレアチニンは 0.5mg/dL 以上、尿素窒素は 10mg/dL 以上の速度で上昇し、急速な高窒素血症、電解質異常、酸塩基平衡異常など尿毒症状を生じる。

予後は原因によってさまざまであるが、多くの場合には可逆的で原因となるものを除去することにより腎機能は回復する可能性が高いのであるが、生存率は約50％とあまり改善していない。

慢性腎不全とは

腎機能が長い年月をかけて徐々に低下をきたし、かつ非可逆的に進行して尿毒症に至る。最終的には透析療法が必要となる。進行の速度は原疾患や患者の病態により幅がある。

ここに記されている病態は、急激に起きるか、徐々になるのかの違いはあるが、要するに腎臓が、本来の機能である、必要物質と不要物質の選別を果たせなくなった結果、内部環境の恒常性を維持できなくなった、あるいは維持できなくなっていくということである。このように腎臓が、腎臓としての役割を果たせなくなった状態を、現代の医学書では「腎不全」と呼び、その結果、内部環境の恒常性が歪んでしまった状態を、「尿毒症」と呼んでいるのである。

この「腎不全」と呼ばれる状態がまさに、腎臓病論の一般論として説いた腎臓病の完成形態であり、すべての腎臓病はこの完成形態へ向けての生成発展の過程にあると、論理的には捉えることができるのである。このように腎臓病論の一般論とは、すべて日常診療で遭遇する事実あるいは教科書に記されている事実から論理化し、理論化したものであり、決して机上の空論ではないのである。

## 第六節　腎臓病の教科書に見る論理性の欠如

さて次に問題は、現代の教科書では、この腎不全がどのように位置づけられているのか、である。それを知るために、『講義録　腎臓学』の目次を見てみよう。

目次

Ⅰ．腎臓を深く知るための基本講義
A　腎臓の症候を学ぶ
B　診断と検査の基本を学ぶ
Ⅱ．腎疾患を深く学ぼう
A　症候と疾患の関係の理解
B　腎疾患を理解するための病理形態学の基礎
C　糸球体病変
D　血管・尿細管・間質病変
E　腎機能障害
F　尿路結石
G　腎・尿路感染症
H　腎・尿路の腫瘍
I　その他の腎・尿路の異常

この目次を見れば分かるように、「腎機能障害」すなわち「腎不全」は驚くべきことに、「Ⅱ．腎疾患を深く学ぼう」の項目の中に、他の様々な腎疾患と、まったく並列に並べられている。これは、一体何を意味するのであろうか。

端的に言えば、現代の医学書には、病気に関わっての理論がないのはもちろんのこと、それ以前の学びの基本となる、論理さえも存在していないということである。では一体何があるのかと言えば、前章で説いたように、病気に関わる事実が、ただ平面的に記載されているのみである。

なぜそう断言できるのかと言えば、少なくとも論理的に記載しようとするならば、目次はこのようにはならないからである。では一体論理的には、どのような目次になるのであろうか。

内科学シリーズで腎臓病を扱う、この書の目次立てで最も重要なことは、まず「腎不全」と呼ばれている病態が最初にこなければならない、ということである。なぜならば、これこそが腎臓病の完成形態であり、それ以外に記載されている腎疾患と呼ばれているものは、すべてそこへ至る過程として位置づけられるものだからである。

つまり人間にとって、腎臓が腎臓として機能しなくなったら、人間の生理構造はどのように歪んでしまうのかを説くことが、腎臓病を理解するために最も重要なことであり、それを腎臓病の教科書の冒頭に据えるのが、論理的には正しいということである。

そしてそのような、腎臓病の完成形態への生成発展の過程として、この書の目次で「糸球体病変」として挙げられている「IgA腎症」や、「血管・尿細管・間質病変」として挙げられている「腎硬化症」、「急性尿細管壊死」等と病名をつけられた病態が、それぞれに存在するのである。

したがって腎臓病の教科書を作成する際に、最も重要なことは、腎臓病の完成形態としての「腎不全」と、そこへと生成発展していく過程である、様々な病名がつけられた病態とを、論理的に区別して提示し、そのことを教科書を学ぶ医学生に、しっかりと理解させなければならないということである。

それを明確にしないで、腎不全も他の腎疾患名もすべて並列に並べてしまっているために、「腎不全」と呼ばれる腎疾患が、他の腎疾患とは別にあるなどと、医学生がとんでもない誤解をしてしまうのである。これこそが、教科書を作成する側の論理性の欠落である、と言わざるを得ない。

## 第七節　腎臓病を一般化する試み

もっとも最近は、先程引用した「慢性腎不全」に代わり、「慢性腎臓病 Chronic Kidney Disease, ＣＫＤ」という病名が使用されるようになってきた。これは「腎臓の障害（蛋白尿など）、もしくはＧＦＲ（糸球体濾過量）60mL/min/1.73m$^2$未満の腎機能低下が三カ月以上持続するもの、である」と定義され、腎機能の障害の程度により（ＧＦＲは腎臓の機能を最もよく反映すると考えられている)、いくつかの病期に分類され、最後の病期が「腎不全」とされている。

このような考え方の導入は、腎臓病を把握する上で、一歩前進と捉えてよいものである。なぜならば、前章でも引用して示したように、腎臓病というものが、臨床症状の違いによってつけられる病名と、腎臓の生検から得た病理組織の違いによってつけられる病名とが錯綜して、医学生はもちろん医師さえも大混乱をきたし、「腎臓病は難しい」と言われているのが現状だからである。

そのような臨床症状の違い、あるいは病理組織の違いは棚上げして、腎臓が腎臓としてどの程度機能しているのかという、最も重要な観点から腎臓病を把握しようとしたのが、近年の「慢性腎臓病　CKD」という病名なのである。

これは論理的に言うならば、様々なる腎臓病の個別性、特殊性を捨象して、腎臓病の一般性を把握しようとする試みであるということになる。

前章で説いたように、医療の歴史は一面では病気の分類の歴史でもあったのであり、それは大きく二段階に分けることができた。すなわち、病気の事実が積み重なり、その共通性を見てとることによって病気を分類していった第一段階と、病気の事実のより細かな違いに着目して、より病気を細分化していった第二段階で、現代は第二段階の発展に拍車が掛かっているのが現実である。

だが、そのような細分化された病気の分類は、第一線の診療現場では、結局のところ役に立たないということが、医師達の間では認識されるに至り、この「慢性腎臓病」の病名の導入等は、病気の個別性、特殊性よりは一般性を把握しようとする動きが出てきていると捉えてよいであろう。これは、医学の体系化への第一歩と重なる試みである、と評価することもできよう。

しかしながら、本当の意味で医学を学問として体系化しようとするならば、ここから先が最も重要な展開となる。それについては、現代の医学の教科書はもちろん、歴史的な医学書とされている書物にも、まったく扱われていないものであり、それがいかなるものかを、次章で説くことにする。本章では医学体系の構造論としての病態論が、そのうちに含む現象論を、腎臓病論を例に挙げて論じた。すなわち、腎臓病論の一般論についてその構築過程を含めて論じたのであるが、次章ではその腎臓病論の構造論に踏み込むこととなる。

# 第四章　腎臓病論の構造論に必須の過程的構造

## 第一節　慢性腎臓病なる病名の意味するもの

前章では、現象論としての腎臓病論を構築する作業に入り、腎臓病論の一般論を措定したのであり、要約すれば以下となる。

そもそも腎臓病とは何かと言えば、生活過程のあり方によって、体内の必要物質と不要物質の選別に歪みをきたし、その結果、内部環境の恒常性に歪みをきたしてしまう（しまっている）状態である。これが、あらゆる腎臓病の事実から導き出した、腎臓病の一般論ということになる。

すなわち腎臓病の一般論というのは、あくまで腎臓病としての完成形態を把握したものであるが、それは当然にそこへと至る、腎臓病の生成発展過程を内包しているものであり、だからこそ腎臓病の治療というのは、腎臓の生理構造の歪みが生成発展していく過程を阻止し、腎臓病として完成しないように、力を注ぐこととなる。これを「病態論と治療論の過程的構造」として、一般的に図示したのが〔図7〕であった。

そして、教科書に記載されている腎臓病のあらゆる事実を正面に据え、そこから腎臓病とは何かの一般論を導き出す論理的作業には、次の二つのことが必須であった。

一つは、腎臓病をも含めたあらゆる病気を貫いている、「病気とは何か」の一般論であり、もう一つは、「腎臓とは何か」すなわち、そもそも腎臓は人間が生きていく上でいかなる役割を担っているのかを明らかにした、常態論としての腎臓論であったのである。つまり、これまで構築してきた、以上の二つの理論体系から、腎臓病のすべての事実を捉え返すことによって、「腎臓病とは何か」の概念を措定することができたのである。

本章では、以上をふまえて腎臓病論の構造論を説いていくことになるが、それをしっかりと理解してもらうためにも、まず次のことを取りあげておきたい。それは前章の最後に少し紹介した、「慢性腎臓病 Chronic Kidney Disease, ＣＫＤ」という病名についてである。

これまで腎臓病については、前章で事実を提示したように、臨床症状に基づく病名と、腎臓の組織病変に基づく病名が錯綜し、医学生のみならず、現場の医師達にとっても理解が難しく、したがって腎臓病の診断も困難を極め、結局治療が後手に回ってしまうのが現状であった。

すなわち第一線の診療現場の医師が、腎臓病として患者を専門医に紹介した時には、腎臓病はすでに相当程度悪化しており、結局腎透析を行うしかなくなる例が増え続けていることに危機感を持った、日本腎臓病学会が、早くに専門的な治療を行えば、腎臓病の悪化を防ぐことができるという立場から、腎臓病の非専門医に対する啓発活動として、「慢性腎臓病」なる病名を導入したのである。その「慢性腎臓病」とは、前章でも引用したように、次のように定義されている。

---

ＣＫＤ（慢性腎臓病）とは、腎臓の障害（蛋白尿など）、もしくはＧＦＲ（糸球体濾過量）60ml/min/1.73m$^2$未満の腎機能低下が三カ月以上持続するもの、である。

---

そしてどのような医療現場でも可能である、簡単な検査を行うことによって、このように定義された「慢性腎臓病」は、軽症から重症へとそれぞれのステージに分類された結果、現場の医師は、どの段階で腎臓専門医へ患者を紹介すればよいかが、一目瞭然となったのである。

## 第二節　慢性腎臓病とは概念ではない

さて本書にとっての問題は、医療現場に新たに導入され、効果をあげている以上の事実は、学問としての「医学体系」における「病態論」の、「現象論」としての「腎臓病論」を構築する過程に、いかに関わってくるのか、ということになる。

結論から言うならば、このような「慢性腎臓病」という定義を導入したことは、残念ながら医学体系の構築過程としては、特に評価できるレベルのことではないのである。このように断言すると、これまで本書を熱心に学んできた読者からは、次のような反論があるかもしれない。

それは、「臨床症状や病理組織が違うからということで、細かく分類してそれぞれ病名をつけてきた腎臓病を、腎臓が腎臓としてどの程度機能しているのかという、その一点から腎臓病を把握して、一つの病名にまとめたことは、学問的にも十分に意義のあることなのではないか。だからこそ、前章の最後に『これは論理的に言うならば、様々なる腎臓病の個別性、特殊性を捨象して、腎臓病の一般性を把握しようとする試みであるということになる』と、記してあったのではないか」というものである。

確かに前章の最後には、そのように記したのであるが、ここではその文の中の「論理的に言うならば……腎臓病の一般性を把握しようとする試みであるということになる」の文言に注目してほしい。ここで私が何を言いたかったのかと言えば、「慢性腎臓病　ＣＫＤ」と定義された内容は、何ら「腎臓病の一般性」を提示したものではないが、それまで様々に分類されていた腎臓病を、とりあえず一つの病気として考えようとしたことは、論理的に捉えるならば、一般性を把握しようとする試みと言えなくもない、ということだったのである。これが一体どういうことかを、簡単に説けば以下のようになる。

そもそも学問体系を構築していくためには、端的には対象とする事実から論理を導き出し、それを理論化し、体系化していかなければならない。したがってこれまで繰り返し説いてきたように、「医学体系」の「現象論」としての「腎臓病論」は、あらゆる腎臓病の事実から、それらに共通する性質を導き出し、「腎臓病論」の一般論として措定しなければならない。そのような論理的な作業によって、初めて一般論と呼んでよいものが、構築されるのである。

しかしながら、先程引用したように、「慢性腎臓病」とは、「腎臓の障害（蛋白尿など）、もしくはGFR（糸球体濾過量）60ml/min/1.73m$^2$未満の腎機能低下が三カ月以上持続するもの」と示されているだけで、これは腎臓病の一般論では決してなく、ただ検査所見から、これ以上悪化したものを「慢性腎臓病」と呼ぼうと、線引きをしただけのものにすぎないのである。

これは喩えて言えば、人間の一般論とは、あらゆる他の動物と比較検討した上で、人間にのみ共通する性質を導き出して、「そもそも人間とは何か」を論理的に措定したものでなければならないのに、「人間の二十歳以上を成人と呼ぼう」と決めただけのようなものである。これでは人間とは一体何なのかさっぱり分からない、と言われることになろう。

したがって「慢性腎臓病」の定義の導入は、医療の世界では確かに画期的で、十分意義のあることではあっても、論理化、理論化、体系化へと推し進めていかなければならない学問としての医学の世界には、まだただの一歩も踏み込んではいない、と言わざるを得ないのである。これは第一編で示した〔図1〕で言えば、現実の世界すなわち医療実践での問題であって、認識の世界すなわち医学体系の問題ではないということである。

ところが、事実すなわち医療の世界と、論理すなわち医学の世界の区別が分からないと、両者を混同し、『CKD診療ガイド2009』（日本腎臓学会編、東京医学社）に見るように、「CKD（慢性腎臓病）は2002年にアメリカで提唱された全く新しい概念です」などと書いて、恬《テン》として恥じないことになってしまうのである。

断言しておくが、ここで「慢性腎臓病」として示された内容は、学問上の（哲学上の）「概念」等のレベルではない。学的「概念」とは、端的に説くならば、対象のすべてを貫く本質レベルといってよい高度な論理であって、学問の世界の話であり、ただ単に対象を線引きして名前をつけただけの、事実の世界に使用してよい言葉では、絶対にないのである。

本編第二章で、ヘーゲルの文言「以上のようなわけで、学問の研究において大切なことは、概念の労苦を自分にひきうけることである」（『精神現象学 序論』前出）を引用して論じたが、大哲学者ヘーゲルが、あえて「概念の労苦」と言い表わしたように、概念化とは、厳しい中でも厳しい労苦と称される、すなわち「苦しくかつ難しいといった頭脳活動の連続となる」レベルの学問的作業なのである。

そのような観点からすれば、「慢性腎臓病」として示された内容は、本来ならば概念はもちろんのこと、定義とさえも言ってはいけないものであり、ただ単に「慢性腎臓病」の「診断基準」と呼ぶしかないものである。

さてこのように説いてくると、ではなぜ学問体系を説いていく本書において、ことさらに「学問の世界にただの一歩も踏み込んでいない」と評価するしかない、医療現場での「慢性腎臓病」の導入を取りあげたのか、という疑問が生じるかもしれない。それに対する答は二つある。

一つは、前章で説いたように、ただひたすら病気の細分化へと突っ走っていた医療界において、むしろ細かく分類した病気を、一つの病気として把握した方が、診療現場では、役に立つということを理解したことが画期的だったからである。すなわち細かく分類した病気を、一つの病気として把握するという方向性は、これから論じていく医学体系の、そもそも病気とは何かの一般論をふまえることと、同じ方向性を持つことであり、そうすることで医療そのものの質も向上していくのである、ということを認識する、端緒にしてほしかったからである。

さらにもう一つの理由は、このように医療界で「概念」として掲げられた「慢性腎臓病」なるものが、実は概念ではなく、単なる診断基準でしかないことを示すことによって、ではそれに対して、本当の意味で腎臓病を論理化し、理論化し、概念を導き出していく学問的作業とは、それとどう違うのかを理解してもらうためであったのである。したがって、ここからは「医学体系」の「構造論」の「現象論」としての「腎臓病論」を説いていくことになる。

## 第三節　腎臓病論の構造論は過程的構造論でなければならない

ではまず「慢性腎臓病　ＣＫＤ」の概念として示された内容が、実は学問的には「概念」と呼べるほどのものではないことを説いたところで、冒頭に提示した腎臓病の一般論を、読み直してもらいたい。

そこで腎臓病の一般論として「腎臓病とは、生活過程のあり方によって、体内の必要物質と不要物質の選別に歪みをきたし、その結果内部環境の恒常性に歪みをきたしてしまう状態である」と記したが、これが本来の学問的な意味での概念なのである。すなわち本来の学問用語としての概念とは、「そのものをそのものたらしめているそのもの」であり、「本質レベルの構造でそのものを説明したもの」である。

ここで腎臓病について言えば、腎臓病の概念とは、すべての腎臓病を（これを哲学用語では外延という）、腎臓病たらしめているそのもの（これを哲学用語では内包という）であって、腎臓病のすべてを貫く性質を、本質レベルの構造で言語化したものであり、それが前述した内容となるのである。

この腎臓病の概念は、先述のごとくヘーゲルが「概念の労苦」と記しているように、私自身もまさに労苦の末に、すなわち医学体系の構築を志して出立して以来、そもそも人間にとって腎臓とは何なのかの論理を導き出すのに、論理学、弁証法、認識論を学びながら、十年以上呻吟《シンギン》し、また一日数十名の患者を診療する中で、そもそも病気とは何なのかを考え続けることによって、ようやくにして措定することができたものである。

この腎臓病の概念を見てもらえば、先程の「慢性腎臓病の概念」として示されたものが、実は概念などでは決してなく、単なる診断基準でしかないことが、少しは理解してもらえるのではないだろうか。

さて、以上のように腎臓病の概念を導き出し、腎臓病論の一般論を措定したのであるが、医学体系の構築へ向けて、次に成さねばならない作業は、腎臓病論の構造論の構築である。先に掲げた〔図4〕を見てもらえば分かるように、「医学体系」の構造論である「病態論」の、現象論としての「腎臓病論」にもまた、現象論としての構造論が存在しなければならないのである。

そしてこれは、どのようにして構築するのかと言えば、〔図4〕に矢印で示したように、腎臓病の事実から、腎臓論の一般論へと上り、また一般論から事実へと下りるという、上り・下りを繰り返すことで構造へと立ち入っていくことによって、可能となっていくものである。ではその腎臓病論の構造論とは、いかなるものか。

まずここで最も重要なことは、構造論は過程的構造論でなければならないということである。それは何かと言えば、人間はなぜ腎臓病になっていくのか、すなわち腎臓の生理構造はなぜ、どのようにして歪んでいくのかを明らかにした理論である。

そして現在、医療現場においても、医学教育においても、最も重要であるにもかかわらず、最も欠落しているのが、この過程の理論なのである。例えば前章で紹介した教科書『講義録 腎臓学』（前出）を開いてみれば、腎臓病としてそこに記載されているのは、決して病んでいく過程ではなく、病んだ結果としての事実のみである。具体的には、どんな症状があるのか、尿にどのような変化を認めるのか、血液検査でどんな異常が出るのか、腎臓の組織を取って顕微鏡で見ると、正常とは違うどのような変化が見られるのか……といった類のものである。

これに対しては、教科書を読んだ読者から、次のような反論があるかもしれない。「確かに教科書には『残念ながらほとんどの腎疾患では病因は不明である』と記載してある。しかしそれでも腎炎、腎障害を起こす原因として、溶連菌感染やB型肝炎ウイルス感染、あるいは糖尿病等が挙げられているではないか。教科書に病気の結果の事実だけで、過程がないというのは、少し言い過ぎではないのか」と。

しかし残念ながら、そうではない。なぜならば、このように原因を挙げてみたところで、その原因なるものによって腎臓の生理構造が歪んでいく過程の必然性が、少しも解かれていないからである。この腎臓病へ至る必然性を、論理的、理論的に論じるのが、まさに腎臓病論の構造論でなければならないのである。

そして、この腎臓病へと至る必然性を説いた過程的構造論があってこそ、いかにしてその腎臓の生理構造の歪みの生成発展を阻止して、できる限り正常な生理構造へ戻すのか、を論じる治療論の構築が可能となるのであり、その治療論をふまえることによって、診療現場での腎臓病の現実の治療も、理にかなったものとなるのである。

## 第四節　病気の一般論の表象レベルの図を示す

さてそれでは、腎臓病論の構造論、すなわち腎臓病へと至る必然性を、論理的・理論的に解明した過程的構造論を説いていくことにしよう。

まず最初に明らかにしなければならないことは、腎臓病論の過程的構造論を構築するためには、ふまえなければならない理論があった、ということである。それは何かと言えば、病気とは何かの一般論であった。腎臓病とは、人間の病気の一つであり、逆から言えば、病気の一般論は腎臓病をも貫くものであるから、その病気の一般論を導きの糸として、腎臓病の構造に分け入っていくのは当然と言えよう。

では病気の一般論とは何かを提示すれば、「病気とは、人間の正常な生理構造が、外界との相互浸透の過程において、徐々にあるいは急激に量質転化して歪んだ状態になったもの」である。これは病気の本質的一般論、すなわち「概念」と言ってよいものであり、私が一九九三年に、それまでの十数年にわたる医師としての実践と、学問的論理能力の研鑽の結果、導き出したものである。

しかしながらその後、医学生に向けて「医学教育概論」を説くこととなり、この病気の一般論を学生にも理解してもらうために、分かり易く図示する必要性に迫られ、創出したのが〔図8〕であった。すなわち抽象レベルであった病気の概念を、表象のレベルへとおろして描いたのが、〔図8〕であったのである。この図について詳しくは『医学教育 概論(3)(4)』(前出)を参照してほしいが、簡単に説明すれば以下となる。

まずここで、「抽象のレベル、表象のレベルとは、どういうレベルか」という質問があるかもしれないので、簡単に答えておくならば、以下のようになる。まず抽象のレベルとは、対象とする事物・事象の具体的なあり方を捨象して、そこに貫かれている共通な性質を、一般性として示したものである。それに対して表象のレベルとは、対象とする事物・

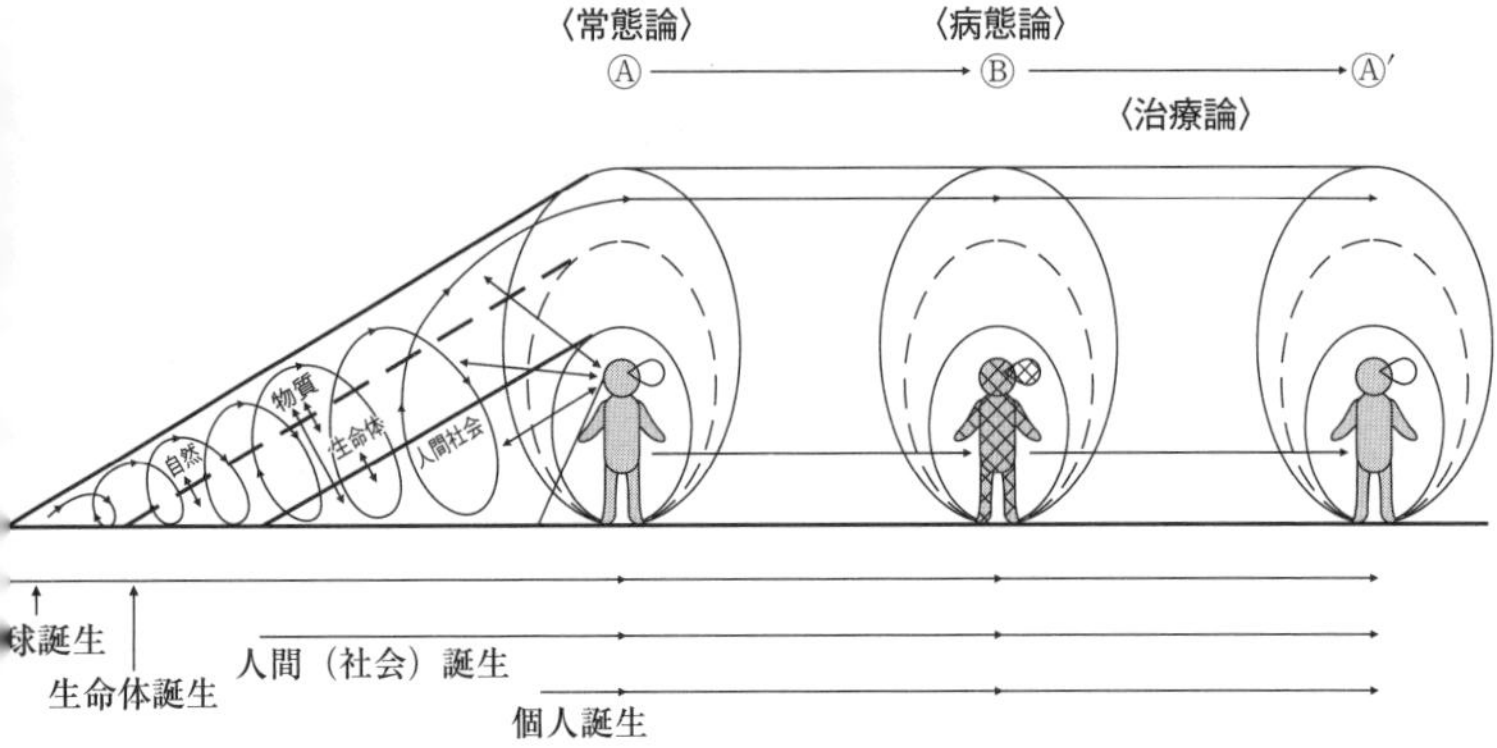


**図８　医学体系の全体像**

事象の具体的なあり方を、ある程度捨象しながらも、まだそこにそこはかとないレベルで具体的な形式・事実を残すことになるものである。つまり簡単には表象とは、抽象という論理が導き出される途上の、分かり易い共通な性質を、具体性を保ちながらも、共通性としてそれ相当に導き出したものである。

　すなわち、いきなりに抽象のレベルで示されたものは、論理的実力のない人、さらに医学生のように医師としての具体的な経験を持たない人にとっては、とうてい理解が困難である。つまりその文言を読んでも、自らのアタマの中に、文字に表わされている実像を描くことがとても難しく、結局その文字の像しか描けないということになる。

　しかし〔図８〕のように、いわゆる表象のレベルで示してみると、初心者でも、病気への過程的構造を、それなりに実像として自らのアタマの中に描くことが、可能となってくるものである。例えばそれを具体的に示せば、次のようになる。

まず〔図8〕の〔Ⓐ〕の人間に注目してほしい。〔Ⓐ〕は健康的に生きている人間であり、生きているということは、外界と相互浸透しているということである。そしてこの外界というのは、人間を取り巻く楕円で示したように、論理的には三重構造を持っている。すなわち、地球という物質的外界と、地球上に生きている生命体的外界と、人間社会という外界であり、これらの外界と相互浸透することによって、人間は生きているのである。

より具体的には、人間は外界から吸気として空気を取り入れ、太陽の光を浴び、また食として水や生命体（植物及び動物）を取り入れ、それらを自己化した後、不要となったものを呼気として、あるいは排泄物（尿、便、汗）として外界へ戻すという相互浸透を、不断に続けている。さらに、人間は一人では生きられず、社会という集団の中で生きているのであり、家族という小社会、地域という小社会、学校、職場という小社会、そして日本国、アジア、世界と広がっていく社会の中で、労働という形態（これはいわゆる働くことも、教育を受けることも、遊ぶことも、休むこともすべて含む、すなわち人間が自らの認識に基づいて行う人間の営みを学問的にはこう呼ぶ）を通して、お互いに相互浸透することによって、生きているのである。

以上のように、人間は地球上に生命体が誕生して以来、つまり単細胞段階、カイメン段階、クラゲ段階、魚類段階、両生類段階、哺乳類段階を経て、連綿と人間にまで発展してきた遺伝子を内に含む、両親の遺伝子を受けついで母胎で成育し、誕生後はそれぞれに外界と相互浸透することによって、自らを維持し、成長させ、成熟させ、そして後に衰えさせて（次世代へとつながって）いくのである。

## 第五節　人間の内部構造における腎臓の役割

さて以上のように、外界と相互浸透し続けることによって生きてきた、そして生きている健康な人間〔Ⓐ〕であるが、本章の主題が腎臓病であるから、〔Ⓐ〕の内部構造である腎臓に的を絞り、少し詳しく見ていくことにしよう。具体的には、人間の内部構造としての腎臓は、外界との相互浸透によって、どのようにつくられ、どのように働き、成長し、成熟し、また衰えていくのかということを説いていくことになる。

まず腎臓も、他のすべての内部構造と同様に、両親の遺伝子を受けつぐことによって母胎で形成され、誕生後は、外界との相互浸透によって自らをつくり、自らを働かせていくことになる。では内部構造の中での腎臓の特殊性とは何かと言えば、選別器官であるということであるが、これは一体どういう構造を持つのであろうか。

そもそも選別器官とは、体内においてその時々に必要なものと不要なものをより分けて、不要なものは体外へと排出し、必要なものは体内に保持する機能を有した器官である。なぜ人間に、この選別器官が必要かと言えば、人間の体を構成している一つ一つの細胞が、それぞれの場で代謝をして生き続けるためには、それぞれの細胞を取り囲む内部環境（細胞外液）が、細胞を生かせる一定の条件を維持し続けなければならないにもかかわらず、生きている限りその内部環境は、常に変化を余儀なくされているからである。これについて詳しくは、『看護の生理学（2）』（前出）を参照してほしいが、人間は先に説いたように、認識的実在であるがゆえに、本能のみで生きている動物以上に、内部環境の変化も著しくなる可能性を有していることとなる。

すなわち人間は、本能に加えてそれぞれの認識、つまり意志によって活動し、水分を取り、食事を取る。したがってその結果、必要なものを取り入れなかったり、不要なものを取り入れたり、またはその活動によって体内の物質を使い過ぎてしまったり、逆に使わな過ぎてしまったりということになる。これは誰でも、自分の生活を振り返ってみれば、分かるはずである。食事を取らずに仕事をしたり、ケーキを何個も食べたり、生ビールをジョッキで何杯も飲んだり、水分を取らずにマラソンをしたり、である。

しかしながら、このような生活においても、人間がとりあえず健康を害さずに生きていられるということは、そのような生活がもたらす内部環境の変化を、ただちに修正する働きが、人間の体に備わっているからにほかならない。その働きの中心となるのが肝臓と腎臓であり、肝臓は体内で物質を化学変化させることによって内部環境を一定に保つのに対して、腎臓は物質を選別することによって、内部環境を一定に保つのである。

このように、変化することが必然性である内部環境を、変化することによって変化しない状態を維持していることを、「恒常性＝ホメオスタシス」と呼ぶのは、読者にとっても一般常識のはずであり、認識的実在である人間は、生きられる内部環境の状態を維持するために、ホメオスタシスを担っている肝臓及び腎臓が、本能で生きている動物以上に、しっかりと働く必要があるということになる。

## 第六節　腎臓の実体的・機能的構造

さてそれでは、人間が生きるために、瞬時瞬時の必要物質と不要物質を選別する働きをし続けている腎臓は、生理構造としてどのような特殊性を有しているのであろうか。

まず第一に重要なことは、腎臓には選別のために、すべての物質が通過する構造があるということである。このように説くと、生理学を学んだ読者には、次のような疑問が生じるかもしれない。

「それはどんな臓器も同じなのではないですか。血液は全身を巡っているのであり、胃腸も、肺も、筋肉も脳もみんな動脈がすべての物質を運んで入り込み、それぞれに必要な物質が取り込まれ、不要となった物質を含んだ静脈が出ていく構造を持っているのですから」と。

しかし、「腎臓はすべての物質が通過する構造を持つ」とは、他の臓器にはない二重構造を意味するのである。その二重構造とは、一体何か。

一つは、今の質問にあったように、どのような臓器にも共通する、動脈が物質を含んだ血液を流入し、臓器内で形成されている毛細血管構造を介して物質のやりとりをした後、血液が静脈として流出するという構造である。この物質が通過する過程によって、それぞれの臓器を形成している一つ一つの細胞は養われているのである。すなわち血液の循環によって、代謝を行い、生き続けていることができるのであり、腎臓を構成する細胞も例外ではない。

しかし腎臓は、この一般的な「動脈→毛細血管→静脈」の、物質が通過する循環の前にさらに、「動脈→毛細血管→動脈」という、もう一つの物質通過の循環構造を有しているのである。これはどのような生理学の教科書にも記載されている事実であり、簡単には以下である。

腎臓は後腹部の脊柱の両側にある、握り拳大のソラ豆のような形をした一対の臓器であり、その実質は、左右とも「ネフロン」と呼ばれる構造上の一つの単位が、百万から二百万集合して形成されている。ネフロンは、一個の腎小体と、それに続く一本の尿細管からなっており、腎小体は、毛細血管の塊である糸球体と、その糸球体を取り囲むボウマン嚢からできている。この糸球体は、腎臓に入ってきた動脈が枝分かれした後、ボウマン嚢内に入り込んで、網状の毛細血管構造をつくったものであり、ボウマン嚢に入る部分を輸入細動脈と呼び、毛細血管から再び動脈血管となり出ていく部分を、輸出細動脈と呼んでいる。

このようにいかなる臓器にも存在する、通常の「動脈→毛細血管→静脈」構造を有する前に、つまり動脈の途中で毛細血管構造をつくり、「動脈→毛細血管→動脈」という構造を有するのは、腎臓だけであり、この構造が当然に、腎臓の選別という特殊な機能を担っていることになる。その機能とは、簡単には以下である。

腹部大動脈から枝分かれして、腎臓内部に入り込んできた腎動脈は、さらに枝分かれしてそれぞれのネフロンに入り、輸入細動脈としてボウマン嚢に入り込み、糸球体と呼ばれる毛細血管構造をつくる。ではここで、何が行われるのかと言えば、輸入細動脈から流れ込んだ血液は、糸球体の毛細血管構造の網目により、あたかもザルの目からこぼれるように、濾し取られるのである。そして、そのいわばザルの目より大きい構造体である、蛋白質や血球成分が主として残った動脈血が、輸出細動脈としてボウマン嚢を出て、さらに枝分かれして、腎臓内部へと入り込んでいく。

ではボウマン嚢内に濾し取られた物質を含んだ液体はどうなるのかと言えば、ボウマン嚢に続く尿細管に流れ込んでいく。尿細管は、近位尿細管、ヘンレ係蹄、遠位尿細管と分けられ、その後は集合管と呼ばれる管構造を経て、最終的に尿と呼ばれる液体となり、尿管へと流れていくのである。

そしてこの過程で最も重要なことは、糸球体で濾過された濾過液は、尿細管及び集合管を流れていく過程で、再吸収・排泄が行われるということである。すなわち、糸球体で濾過された水、電解質、アミノ酸、グルコース等の物質は、この過程で、必要な物質は再吸収され、不要な物質はそのまま排泄されていくのであり、さらにその過程の構造に立ち入れば、尿細管の前半部分で、濾過した物質のうち、必要な物質を大まかに再吸収して血液中に戻し、尿細管の後半部分及び集合管で、脳が統括しているホルモンの調節を受けることによって、その時々の体内の必要性に応じてきめ細かに、それぞれの物質をそれぞれに再吸収して、血液に戻している。

## 第七節　腎臓は排泄器官ではなく選別器官である

以上の腎臓の実体的・機能的事実は、いかなる生理学の教科書にも記載されているものである。そしてそれらの事実をふまえた上で、現代の生理学では、腎臓を排泄器官と規定しているのであるが、それがいかに論理的に誤っているかは、『看護の生理学(2)』（前出）

で詳しく説いているので参照してほしい。

単純に考えてみても、腎臓の糸球体において濾過された物質のうち、通常水は九十九パーセント、栄養素はほぼ百パーセント、電解質も九十パーセント、そして老廃物と言われる尿素でさえ五十パーセントが再吸収されている事実を見れば、腎臓を排泄器官と規定することはおかしいということに、思い至らなければならないであろう。

すなわち、一日一・五リットルの尿を排泄するために、腎臓でその百倍にもなる百五十リットルを濾過し、多大なるエネルギーを費やして、その九十九パーセントを再び吸収するという、一見無駄とも思える過程はどのような意味を持つのかを、しっかりと考えるならば、腎臓を単に排泄器官と規定することに疑問を持って当然となる。

では、それらの事実から浮上してくる腎臓の論理とは何かと言えば、腎臓は「濾過、再吸収・排泄」の過程的構造を持つことによって、その時々の必要物質と不要物質を選別し、内部環境の恒常性を維持する選別器官であるということになる。そして人間は、その時々の生活のあり方によって、体内での必要物質と不要物質が常に変化することが、本能で生きている動物以上に必然性であるがゆえに、それを瞬時に選別し、恒常性を維持する役割を担っている腎臓には、他の臓器とは比較にならないほどの、大量の血液が循環している必要があるのである。

しかも通常の臓器における「動脈→毛細血管→静脈」の毛細血管構造では、その部分の組織が必要な限りの物質の通過であるのに対して、腎臓の「動脈→毛細血管→動脈」の毛細血管構造では、血液中の大量の物質が一旦通過してしまい、すぐにまた再吸収されるという特殊性を有しているのである。

だからこそ腎臓に血液を送り込む腎動脈は、腎臓の大きさに比して極めて太く、各臓器の単位重量当たりの循環血液量は、肝臓57.7ml/min/100g、脳53.6ml/min/100g、心臓84.0ml/min/100gなのに対し、腎臓は420.0ml/min/100gと、膨大な値となっている。このように大量の血液が、常に腎臓を循環していることによって、その時々の生活のあり方で変化する血液中の成分が、腎臓を通過する際に必要物質と不要物質に選別され、必要物質は血液中に保持され、不要物質は尿として排泄され、結果として血液の恒常性がきちんと維持されているのであり、こうして初めて、人間は健康に生きていられるのである。

## 第八節　腎臓の形成及び成長過程

さて以上のような、常態論としての腎臓論をふまえると、先に示した〔図8〕の人間〔Ⓐ〕の内部構造としての腎臓が、イメージできるようになるはずである。

〔Ⓐ〕が現在健康的に生きている成人であるならば、内部構造である腎臓も、外界との相互浸透のあり方によって常に変化している血液中の成分を、必要物質と不要物質に選別する機能を、しっかり果たしていることになる。

しかし〔Ⓐ〕の腎臓も、生まれた時からそのような機能をしっかりと持っていたわけではなく、〔図8〕で「個人誕生」と記した時点から、成長して現在に至ったものである。母胎において、両親の遺伝子をもらった胎児は細胞分裂を繰り返し、自らの体をつくっていくのであり、確かに腎臓も誕生時には形成されている。しかしながら誕生時の腎臓には、十分な選別機能はない。なぜならば胎児は、母体の腎臓によって十分に選別された血液によって養われていたのであり、自らの腎臓でほとんど選別する必要がなかったからである。

だが誕生後赤ん坊は、母乳あるいはミルクを取り入れることにより、否応なしに自らの腎臓を働かせて、選別していかなければならないことになり、さらに離乳食から普通食へと進んで様々なものを取り入れ、またハイハイから立って歩くというように、運動形態も多様に発展することにより、腎臓はその時々の変化に対応した選別をしなければならない必要性が高まり、それに応じて機能していくことによって、選別する実力をつけていくことになり、それと直接に、実体的にも成長していくことになる。

したがって腎臓が実体的にも機能的にも、成長していかなければならない大事な時期に、前章で提示した症例のように「一歳五ヵ月で、赤ちゃん用ピーチ・ウォーター（一〇〇ミリリットルあたりエネルギー十八キロカロリー、ナトリウム〇、蛋白〇、脂肪〇、桃の味のする飲料水）を一日三リットルほど飲み、あとは夕食に魚等をのせたごはんを少し食べる程度」では、腎臓の選別の実力がついていかないばかりでなく、そもそも腎臓を実体的に成長させる栄養分が不足するのであり（もちろん腎臓ばかりではない。一番問題となるのは脳の発育であるが）、その後の生理構造を考えると、恐ろしいものがある。

いずれにしても、人間〔Ⓐ〕は、誕生時より外界と相互浸透して生きてきた過程で、自らの腎臓を働かせ、それと直接にその機能をしっかりと担えるように、実体構造を成長させ、成熟させて、〔Ⓐ〕の状態に至っているのである。

## 第九節　腎臓が病気へと至る過程的構造

### ①腎臓の機能の歪みと実体の歪み

以上、健康に生きている〔Ⓐ〕の状態を、そこへと至った過程を含め、腎臓に的を絞って説いてきた。次にいよいよ「腎臓病論」として一番重要な〔Ⓐ〕から〔Ⓑ〕に至る、腎臓病への過程的構造論を説くことになる。すなわち、腎臓の生理構造がどのような過程で歪んでいくのかを、論理的、理論的に説いていくことになる。

さて〔Ⓐ〕から〔Ⓑ〕への過程的構造を説くために、まずふまえなければならないのは、病気の一般論であり、それは「病気とは、人間の正常な生理構造が、外界との相互浸透の過程において、徐々にあるいは急激に量質転化して歪んだ状態になったもの」であった。そして、腎臓病になってしまった〔Ⓑ〕がどのような状態であるかと言えば、冒頭に提示した腎臓病の一般論、「腎臓病とは、生活過程のあり方によって、体内の必要物質と不要物質の選別に歪みをきたし、その結果、内部環境の恒常性に歪みをきたしてしまった状態」である。この二つの一般論を導きの糸とすれば、〔Ⓐ〕から〔Ⓑ〕への過程的構造を論理的、理論的に解明することは、そう難しくはないはずである。

まず〔Ⓑ〕は、それまでに成長・成熟してきた腎臓を使うことによって、その時々の生活のあり方、すなわち外界との相互浸透のあり方によって変化する、体内の必要物質と不要物質を選別し続けている。さてここで、このような正常な生理構造が歪んでいく過程を捉える時に、もう一つ重要な視点がある。それは何かと言えば、その歪みが実体の歪みなのか、機能の歪みなのかということである。

この「実体」と「機能」という文言は、そもそもは概念レベルの哲学用語であり、簡単に説けば、実体とは、そのものをそのものとして成立させている物体そのものであり、機能とは、その実体の働きそのものである。ここで腎臓に即して説くならば、体の中に存在しており、見て触れることのできる腎臓という実体が、選別という機能を行っているのである。したがって実体と機能とは、本来直接的同一性（すなわち切り離すことのできないもの）を有するものであって、腎臓病を実体の歪みなのか機能の歪みなのかと、事実的に分けることはできないのであるが、それでもこの両者を論理的に区別することは、過程的構造論を構築するためには必要となる。

通常人間が病気になる、すなわち〔Ⓐ〕から〔Ⓑ〕へと至るのは、生理構造の機能の歪みが量質転化して、遂に実体の歪みをも量質転化させてしまう場合が多い。しかしながら、実体の歪みが先行して、機能の歪みを現象させる場合も当然ながらある。

腎臓病で言えば、その代表的なものは、一つは「多発性嚢胞腎」であり、もう一つは、腎毒性物質（造影剤、重金属、有機溶媒、薬剤）による「急性尿細管壊死」である。

前者の多発性嚢胞腎とは、親から受けついだ遺伝子によって規定された、尿細管発生の異常により、腎実質内部に多数の嚢胞が形成され、その結果徐々に腎臓の選別機能が低下し、五十歳以降、腎臓の機能を人工的に担う腎透析を必要とする場合が多い。これは〔図8〕の「個人誕生」の時点ですでに、遺伝子に規定された腎臓の実体の歪みが、先行している病気である。

次に後者の腎毒性物質による「急性尿細管壊死」は、外界から人間の細胞にとって毒性を持つものが侵入したことによって、尿細管が実体的に障害され、その結果急激に選別機能が不能となったものである。これは腎臓が選別器官であるがゆえに、前述した「動脈↓毛細血管↓動脈」構造によって、他の臓器以上に、毒物が糸球体から尿細管に大量に流れ込み、次に尿細管で水分が再吸収された結果、さらに高濃度になった毒物にさらされてしまったことによる、実体の歪みが先行したものである。

## ②腎臓が外界との相互浸透で歪んでいく過程

さて以上挙げた腎臓病のように、明らかに腎臓の実体の歪みが先行して、機能の歪みをもたらしてしまう〔Ⓐ〕から〔Ⓑ〕への過程もあるが、それは腎臓病としては一般的なものではない。これは言うなれば外傷のようなものであり、生理構造の歪みを回避しがたいものである。

それに対して多くの腎臓病は〔Ⓐ〕が外界と相互浸透していく過程で、機能的にも実体的にも歪んでいき、ついに「体内の必要物質と不要物質の選別に歪みをきたし、その結果内部環境の恒常性に歪みをきたし」た〔Ⓑ〕の状態に至ってしまうものである。そしてその〔Ⓐ〕から〔Ⓑ〕への過程の構造にもう少し立ち入れば、次のように論理的に二重構造として捉えることができる。

腎臓病へと至る過程的構造として、一つは、腎臓の実体としてのつくられ方が問題となる。すなわち腎臓の実体構造が、まずはしっかりと健康的につくられているかの問題である。これがなぜ問題になるのかと言えば、例えば溶連菌に感染し扁桃腺炎を起こした人達のうち、それが原因で急性糸球体腎炎を発症するのは、そのごく一部にすぎないこと、あるいは糖尿病によって腎臓病は確かに発症し易いが、それでも全員ではないことを考えれば、腎臓の糸球体や尿細管さらに血管等を構成している一つ一つの細胞が、誕生してからそれまでの間に、どの程度丈夫に形成されてきたかは、当然に問題視されなければならない。

腎臓の実体構造は、先に提示したように、選別という特殊機能を果たすために、血液中のすべての物質に否応なしにさらされる構造となっており、溶連菌感染によって生じた免疫物質や、糖尿病による高濃度の糖にもしかりである。したがってそれらにさらされた腎臓を構成する細胞が、脆弱であるほどに、実体的ダメージを受け易いのは当然である。

では腎臓を構成している一つ一つの細胞の丈夫さというのは、何によって規定されているのかと言えば、細胞は日々摂取する食事の中の栄養によって、つくりかえられているのであるから、日々腎臓の細胞をつくりかえることのできる、きちんとした食事をとっているかどうかである。また不断に働いているそれらの細胞が、きちんと自らを回復させる過程を持つことができているかどうかは、毎日の睡眠や、衣類や入浴による保温等が十分であるか、にも大きく規定されてくるのである。このように誕生後からの外界との相互浸透のあり方で、腎臓の実体構造がどのようにつくられてきているかが、腎臓病へと至る〔Ⓐ〕から〔Ⓑ〕への過程で、一つの重要な要素となってくる。

次に〔Ⓐ〕から〔Ⓑ〕への過程の、もう一つの構造とは何か。それは、腎臓の使われ方の問題である。すなわち腎臓の選別機能に、過度の負担をかけ続ければ腎臓は疲弊するし、また逆に選別機能をあまり使わなくてもよい状態が持続すれば、選別機能の実力はつかないばかりか、衰えていってしまう。

　これは他のいかなる臓器においても同様であり、本編第二章で引用した古代ギリシャの哲学者アリストテレスの文言、「『過超』や『欠乏』が病気というものなのである」とは、まさに至言と言ってよいであろう。例えば骨は、運動等で過度に負担をかけ過ぎれば疲労骨折を起こし、逆に寝てばかりで力を加えなければ、骨粗鬆症となって、これまた骨折を起こし易くなることは誰でも知っていることであるが、腎臓も論理的には同一である。

　では腎臓の選別機能に過度の負担をかけるとは、どのようなことかと言えば、一つは外界から取り入れるものが過剰であるか、逆に極端に少な過ぎる場合であり、もう一つは過激な運動形態によって、体内に必要物質が極端に不足したり、不要物質が過剰に増加した場合である。これは具体的に考えてみれば簡単に理解できよう。

　例えば水分を必要以上に過剰に摂取すれば、大量の水分が糸球体を通過し、尿細管、集合管でホルモンによる調節を受けた結果、尿として多量に排泄されることになり、また摂取する水分が極端に少な過ぎる時、あるいは運動で汗を大量にかき、脱水状態になった時等は、糸球体で濾過された水分を尿細管でしっかりと再吸収する働きをすることになり、尿はほとんど排泄されないことになる。これはナトリウム、カリウム等の電解質についても、グルコース等の栄養素についても同様である。

つまり体内での必要物質と不要物質というのは、あくまで相対的な区別であり、ある物質が必要物質となるのか、不要物質となるのかは、その時々の外界からの摂取のあり方と、運動形態のあり方によって決まるのであるから、腎臓の選別機能に過度の負担をかけないためには、外界からの摂取も、運動形態も、人間として健康を維持できる一定の幅の中におさめて、そこから大きく逸脱しないようにすることが重要となってくる。

しかしながらあえてつけ加えておくならば、いつも一定の狭い幅の中におさめておくのではなく、時にはその幅を大きく逸脱させ過ぎない程度の負担をかけることによって、腎臓の選別能力を鍛えておくことも必要ではある。例えば戦前の軍事教練等では、真夏の炎天下に水分を取らずに行軍しても、倒れる者などあまりいなかったと聞くが、現代は夏に水分を取らずに戸外でスポーツをすると、若者でもすぐに脱水状態に陥ってしまう実例を見れば、小さい頃からいつも水分や塩分等を、スポーツ飲料水等で十分に摂取していることによって、水分や塩分が本当に不足した時に、腎臓で水分や塩分を選別して保持する能力が、あまり育ってきていないということが分かるであろう。

このように人間の生理構造は、健康を維持するためには、その機能を大きく逸脱させることによって歪みをきたすことがないように、しかし一方でそれなりの実力を養成して、いかなる条件でもそれに対応し生きられるように、つまり機能の幅を広く維持できるように、実体をつくりあげていかなければならないのである。

そして動物であればこれらはすべて本能で、何の問題もなく行われているのに対して、人間であるがゆえにすべて、小さい頃から育てられ、育ってきた自らの意志で、意図的に行っていかなければならないところに、健康を維持することの難しさがあり、これが人間の病気への道として、大きく存在しているのである。

これが例えば筋肉であれば、使い過ぎれば痛みが出現し、使わな過ぎれば萎えていき、またうまく少しずつ使っていけば、きちんと筋肉としての実力がついていくことを実感できるので簡単であるが、腎臓はそれが感覚できないから、難しいということになる。ではどうすればよいのかと言えば、認識的実在である人間であるからこそ、人間にとって健康な生活とはいかなるものかを、しっかりと理解し、そこから逸脱しない生活を、理性的に心がけることである。

すなわち、三度の食事をバランスよく取り（サルは雑食となることによってヒトへと進化したのであるから、できるだけ多くの品目を取ることである）、なるべく太陽の下での適度の運動を行い、夜の睡眠をしっかりと確保することである。このように心がけて外界との相互浸透を維持していれば、人間の生理構造の実力はそれなりの幅を持っているから、少々の逸脱にはきちんと対処してくれ、健康的な〔Ⓐ〕の状態を維持していけるのである。

しかしながら現代においては、バランスのとれた食事よりも、美味しい食品、手軽な食品へと走り、車社会で運動もせず、忙しさのため睡眠もとれず、ストレスのみが積み重なる生活が多く、その結果日本においても、糖尿病やガンはもちろんのこと、腎臓病も増加の一途を辿っているのが実情である。したがって医療においても、〔Ⓑ〕に至ってしまった状態を何とか治療する以前に、〔Ⓐ〕が〔Ⓑ〕へと至らないための外界との相互浸透のあり方を、しっかりと基盤に据えて、医師は患者への生活指導をしなければならないということになる。

## 第十節　腎臓病論の概要

さてこれまで、腎臓病論の構造論、それも過程的構造論を説いてきた。それは、あらゆる腎臓病が（教科書に記載されている溶連菌感染後急性糸球体腎炎、ネフローゼ症候群、IgA 腎症、膜性腎症、糖尿病性腎症、急性尿細管壊死等のすべての腎臓病が）、論理的にはこのような過程を経て腎臓病に至るという理論である。

すなわち腎臓病とは、体内の必要物質と不要物質の選別に歪みをきたし、その結果、内部環境の恒常性に歪みをきたしてしまう状態であるが、そこへと至る過程は生活過程、つまり外界との相互浸透の過程において、腎臓が担っている、体内の物質を選別するという機能の歪み、及びその機能を担う実体の歪みが量質転化してしまったものである。

このように腎臓は、人間が生きるための内部環境の恒常性を維持するために、血液中の物質を選別する働きを担っているがゆえに、常に大量の血液が循環し、しかもあらゆる物質が通過して、それらにさらされる構造を有しているのであり、それが他の臓器の病気とは違う、腎臓病へと至る過程の特殊性となっている。さらに腎臓病への過程で重要なことは、その人のそのような腎臓が、誕生時より外界との相互浸透によって、どのようにつくられ、どのように使われてきたかが、現在のその人の腎臓の実体的・機能的実力を規定しているということである。

以上、前章より引き続き、医学体系の構造論の一つである病態論を取りあげ、その病態論にも、病態論の一般論、構造論、現象論があることを示し、ではその病態論の現象論とは何かを明らかにするために、その一つである腎臓病論を論じてきた。前章では、腎臓病論の一般論を提示したので、本章では、その一般論と腎臓病の事実の間を上り・下りすることによって、腎臓病論の構造論が構築されていく過程を示した。そしてこの過程には、病気とは何かの一般論及び腎臓とは何かの常態論が必須であったのであり、読者の方々には、これが体系的に説くということであることを、しっかりと理解してほしいと願うものである。

特別編

# 学問体系構築に必須の弁証法と認識論

# 第一章　学的弁証法の研鑽過程

## 第一節　医学体系構築に必須の新・旧二つの弁証法

さて第二編第一章の最後に、「医学体系」を構築していくためには、医学を真の意味での学問として体系化したいという、確固たる目的（志と言うべきであるが）を掲げ続け、それを可能とする学問的能力を培うための、人生を懸けたレベルでの研鑽が必須となるのであり、それについては「特別編」で説くと記しておいた。したがって本編では、学問的研鑽の中身である、弁証法と認識論について、論じていくことになる。だがここで、なぜこの二つの学問の必要があるのか、と問われるはずである。それゆえ、少しばかりの説明をしておきたい。まずは、弁証法からである。

なぜ、学問体系の構築に弁証法が必須であるのかについて、本書第一編第三章でも少し触れておいたが、端的には弁証法は世界の歴史性、つまり変化発展性を捉える学問であるだけに、自らの専門分野の全体（世界）をまともに捉えられるための学問だからである。

では、その研鑽とはどのようにして行うのかを簡単に説けば、まずは古代ギリシャでの弁証法が成立しかかる原点から、その内実を一つ、また一つと学び、そこからヘーゲル哲学へと至るまでの弁証法成立の歴史を、学びとっていくこと、つまり弁証法の王道を、自ら一つまた一つと歩いて学びとることである。

私自身も、学問体系の構築に必須の、すなわち学問体系の構造を分かることができる実力を持った、弁証法を研鑽することによって初めて、医学の体系化の志（目的）を果たすことが可能となったのであり、それがいかなることであったのかは、いずれ稿を改めて詳しく論じることとしたいが、簡単には以下である。

学問体系の構築に必須の弁証法は、歴史的に見て新・旧二つの弁証法がある。旧弁証法とは、古代ギリシャのプラトン、アリストテレスの時代に行われた、対象に関わって相手と徹底的に討論することによって、真理を導き出そうとする弁証術である。

これは特にヨーロッパを中心とした学問の世界において、「哲学的問答法」として、現在まで息もたえだえながらも受けつがれてきてはいる。だが重要なことは、ヘーゲルが説いている、次の内容である。

したがって矛盾のこの揚棄は肯定的なものなのである。このような一段と高い規定における弁証法が本来のプラトン弁証法なのである。それは思弁的であるから、否定的な成果をもって終ることはなく、かえってそれは相互に滅ぼし合った対立物の統一を示す。

（『哲學史（中巻の一）』眞下信一譯、岩波書店、ただし読み易くするため本文の旧字体は新字体に直してある）

ここでヘーゲルが、プラトンの弁証法を「相互に滅ぼし合った対立物の統一」と表現しているように、本来の弁証術とは、ある対象的問題に関わって、相手と徹底的に闘論レベルで、互いに滅ぼしあっていくように、論じ続けていくことである。そして大事なことは、その結果「否定的な成果をもって終ることはなく」、「対立物の統一を示す」段階へと至ることである。

すなわちこのような討論過程を、長く長く経ることによって初めて、互いに対象の構造に分け入ることができるようになっていき、その結果ようやく、必要な結論へと到達することが、何とか可能となっていくのである。

古代ギリシャにおいては、当時の最高の頭脳を持った学者達が、プラトンを中心に生活を共にする中で、そのような討論を重ねていったのであり、アリストテレスもその中で約二十年にわたって頭脳を鍛えあげることによって、個としての自らの頭脳の中で、「対立物を滅ぼし合って統一させる」ことができるようになっていったのである。それが『アリストテレス全集』として結実している中身である。

すなわちここで、重要なことは以下である。それはその過程を積み重ねることによってこそ、討論者の互い互いのアタマが、相手の構造へと分け入り、その過程を数多く経ることによって（経てこそ）、筋を通して考えていける実力、結果として筋を通して考える実力を培っていけるということである。つまりそれらを経なければ、学問体系の構築は、まず無理だということである。

私も医学体系の構築を志して出立して以来、日本弁証法論理学研究会及び理論医学研究会において、以上のような徹底した闘論を長年にわたり重ねて、互いを滅ぼし合ってきたのであり、そうすることによってようやく、自らの専門とする病気の事実を見てとれるようになり、そこからその事実の構造に分け入り、それらを貫く論理を導き出し、理論化し、論文として書いていける頭脳を、培ってくることが、何とかできることになったのである。

次に、いわゆる新弁証法とは何かと言えば、フリードリヒ・エンゲルスがヘーゲルの『大論理学』を学ぶことによって創出したとされる、いわゆる三法則としての弁証法である。簡単に述べれば、一は、「量質転化の法則」であり、二は、「対立物の相互浸透の法則」であり、三は、「否定の否定の法則」である。これが、この三法則が、現代における科学としての弁証法、として知られているものである。

しかし、エンゲルスの定義する弁証法は、この他に、実はもう一つある。それはいわゆる「自然・社会・精神の一般的な運動の法則」としての弁証法である。これは最も分かり易く言うならば、自然・社会・精神のありとあらゆるものは、生成発展の只中にあるものであるから、いかなる対象も生成発展として捉えなければならない、というものである。〔図1〕で示した現実の世界の個々の事実を、ラセン状に示した発展の上に重ねて描いたのは、そのためである。私自身も、日常生活におけるあらゆる対象を弁証法的に、すなわち生成発展として捉えるという努力を積み重ねることによってようやく、専門とする対象をも、生成発展として把握することができるようになってきたのである。

　すなわちいかなる対象も、生成発展しているものであるから、目の前で静止しているように見える対象も、生成発展してきたものとして、さらにこれから成成発展していくものとして、そして結果として生滅（消滅）していくものとして把握しなければ、真に理解したことにはならないということである。

　しかし、ここで述べることがある。エンゲルスは科学としての三法則、すなわち「量質転化の法則」「対立物の相互浸透の法則」「否定の否定の法則」については、ある程度の説明はしているものの、どういうわけか、この「自然、社会、精神」については、ほとんど説明はないと言ってよい。これは『弁証法はどういう科学か』（前出）の著者である三浦つとむも！　である。それがなぜかは忖度《ソンタク》するしかないが、その説明不足の文言を正式に記せば、「弁証法とは、自然、人間社会および思考の一般的な運動＝発展法則にかんする科学」（『反デューリング論（1）』エンゲルス著、村田陽一訳、大月書店）である。

さて、日本弁証法論理学研究会においては、先程述べた、いわゆる旧弁証法である徹底的な討論を行う過程で、いわゆる新弁証法を駆使して、宇宙の誕生から地球の誕生、さらにその地球上で誕生した生命体が人間に至るまでの生成発展を理論的に措定し、『看護のための「いのちの歴史」の物語』（前出）、及び『「生命の歴史」誕生の論理学（第一巻）』（浅野昌充、悠季真理著、現代社）として刊行しているので、是非参照してもらいたい。

## 第二節　医学体系構築に向けての弁証法の研鑽過程

私自身も、そのようにして措定した「生命の歴史」を駆使することによって初めて、人間の生理構造を理論的に解明することができたのである。例えば「そもそも腎臓とは何なのか」を究明するにあたって、人間の腎臓の解剖的事実、腎臓が行っている働きの事実を、いくら並べてみても解答は得られなかった。

しかし「生命の歴史」を遡ることによって、なぜ魚類段階で腎臓が誕生しなければならなかったのか、逆に魚類の前のクラゲ段階までは、なぜ腎臓がいらなかったのか、単細胞において存在したどのような働きを、腎臓が専門的に担うようになったのか、さらに陸上で生活する哺乳類に至って、腎臓の機能が飛躍的に発展したのはなぜなのか……等々を解明していくことによって初めて、「腎臓とは、内部環境を維持するために、必要なものと不要なものを選別する器官である」と、論理的に措定することができたのである。

これについては第二編第三章で詳しく説いたが、このように人間のすべての生理構造を弁証法的に、すなわち生成発展として解明していくことによって、ようやく医学体系の基盤に据える、「常態論」を構築し得たのであった。

さらに「病態論」も同様である。現代の医学書は先に見たように、目の前の患者に現象している事実を、ただ単に並べた内容となっている。これらは確かに、病気を知る上で大事な事実ではあるが、これだけで病気を把握することはできない。病気すなわち生理構造の歪みは、正常な生理構造が歪んでいく原因と、歪んでいく過程があって歪むのであり、そこをも含めて把握しなければ、病気が分かったと言ってはならないのである。

そのように弁証法的に、すなわち生成発展として病気を把握するために、私が診療現場において、様々な訴えで受診した患者に対して、必ず問いかけた言葉があった。それは、「何か思いあたることはありませんか」という問いかけであり、患者自身に、歪みに至った原因を、自らの生活過程を振り返って、考えてもらう試みであった。

例えば「何か思いあたることは？」と聞くと、インフルエンザの患者は「二日前の通夜の時に寒かった」とか、扁桃炎の患者は「運動会の練習でずっと声を張りあげていた」とか、膀胱炎の患者は「一度受付に座るとトイレに行きたくても行けずがまんしてしまう」

……等々の答が返ってくるのである。もちろん「何も思いあたらない」と言う患者も多く、看護師から「患者さんが、先生は何か思いあたる理由を言うまで放してくれない、と言ってますよ」と言われ、苦笑したこともあった。

それでも日々、目の前の事実だけを捉えるのではなく、そこに至った過程をも含めて捉える試みを、自らに課すことにより、少しずつ旧弁証法と新弁証法との混合形態が、しだいに融け合う（？）ようになり、それがアリストテレス的、さらにヘーゲル的なアタマの働きを、培うことになっていったのであり、十年の年月を経てようやく、日々の診療の事実から、「病気とは人間の正常な生理構造が、外界との相互浸透の過程において、徐々にあるいは急激に量質転化して、歪んだ状態になったものである」との、病気の一般論を導き出すことができたのである。

これは正真正銘、自らの医師としての実践の事実を、本物としての新たな弁証法性レベルで捉えられるようになった結果であった。

# 第二章　学的認識論の研鑽過程

## 第一節　医学体系構築に必須の認識論

以上、学問体系構築に必須の弁証法について説いてきたが、人類の学問の歴史を尋ねると、さらにもう一つ、学問体系構築のために必須の学びが浮上してくる。それは認識論の学びである。認識論とは文字通りに、認識についての理論であるが、それを理解するためには、そもそも認識とは何かが分からなければならない。

認識とは端的には、人間の頭脳活動、つまり脳が形成する像に加えて、頭脳が形成していく像のあり方＝存在形態である。それを理解するために、単細胞生命体から人間へと発展した過程を論理的に措定した「生命の歴史」を遡れば、生命体は魚類段階で初めて、脳が誕生したのであるが、それは大きく運動器官と代謝器官へと分化した体を、生きるために統括する必要があったからである。

その生きるために必要な統括の一つに、感覚器官を介して外界を反映させ、脳に像を形成するという働きが含まれていた。それは具体的に、魚が例えば海の中でエサを追って泳ぐことができるのは、エサや周囲の岩等を、目、耳、鼻、側線等の感覚器官を介して、脳に反映像をつくるからである、という事実で分かるはずである。

さて哺乳類までの生命体の脳は、このように本能によって必要な外界を反映させ、それによって全身の統括をしていたのであるが、人間に至ってその脳の働きは、革命的と言ってよいほどに発展を遂げ、結果として頭脳としての働きをも合わせ持つことになった。

それは何かと言えば、人間以外の生命体の脳は、本能に従って必要な外界を反映させ、その反映像を形成するだけであったものが、人間の脳は、その反映した像を原基形態としながらも、その像をいくらでも変化させ、発展させることができるようになり、さらには外界の反映とは独立に、自由自在に像を形成していくことさえできるようになったのであり、これを頭脳の働きと我々は称している。すなわち人間のみが、「思う」「考える」「思考する」という頭脳の働きが、できるようになったのである。

だからこそ、そのような機能を持つようになった人間の脳を、ここでも特別に頭脳と呼んでいるのであり、その頭脳活動として形成した像を、本能が形成する像と区別して認識と言うべきなのである。このように本能とは相対的に独立した、認識＝像を形成する実力を培うことによって、他のすべての生命体が本能によって、いわば地球に生かされていたのに対して、人間は逆に外界である地球へと働きかけることによって、人類としての固有の発展の歴史を持ち、文化を築いてきたのである。これが「人間とは認識的実在である」と概念化するゆえんである。

　したがって「医学体系」を構築するにあたり、その基盤に据える「常態論」は、ここを、すなわち「人間とは認識的実在である」の内実を、しっかりと究明しなければならなかった。なぜならば現代の「生理学」と呼ばれているものは、この認識が人間の行動を決定し、その行動によって人間の生理構造が日々つくりかえられている、という事実を等閑視した、タダモノ論的ヒト生理学でしかなかったからである。

　それに対して、人間のいわば「認識生理学」の必要性を痛感し構築したものを、『看護の生理学(1)(2)(3)』(前出)、及び『新・頭脳の科学(上巻)・(下巻)』(瀬江千史、菅野幸子、現代社)として論じてきた。そしてもちろん、本書第二編で論じた腎臓病論も、認識的実在としての人間の常態論を基盤に据え、認識的実在としての人間の生理構造が歪んでいく過程を究明した展開となっていたのである。

　さてこれまで、医学体系の構築に必須であった認識論について説いてきたが、この認識論の必要性は、医学に限ったことではなく、人間を対象とするあらゆる専門分野に、共通して言えることである。このように書くと、「では、人間を対象としない専門分野ならば、認識論は学ばなくてもよいということか、例えば物理学とか、生物学とかならば……」と思うかもしれない。

しかし、そうではない。専門が人間を対象としようとしまいと、学問体系の構築をめざすのであれば、認識論の学びが必須となるもう一つの理由が存在するのである。それは一体どういうことか。

結論から言うならば、学問体系とは〔図1〕で示したように、認識の世界に、論理の体系として構築するものであり、それを可能とするためには、人間としての、言うなれば自然的成長にまかせた認識の実力ではなく、学問的な認識を段階を追って意図的に培っていく、必死の努力が必要となるからである。

そしてそのような学問的認識を培っていくためには、まずは人間の認識とは、頭脳が創出する像であり、像を積み重ねることによって初めて、論理が導き出せるのであるという、基本中の基本を、しっかりと理解しておかなければならないのであり、これがあらゆる分野の学問体系の構築に、認識論の学びが必須である理由である。

振り返ってみれば私は幸運にも、医学の体系化へ向けて出立した際に、薄井坦子の『科学的看護論』（前出）で認識論に出会い、それに続く一連の著作で認識論を学び、さらに薄井坦子に深く学ぶことによって『育児の認識学』（現代社）を著わし、その中で人間の認識の誕生からの生成発展の像を、絵として表わして、認識とは何かを理論的に展開した海保静子に、シゴキとも言える厳しさで、認識論の手ほどきを受けた。あの厳しい指導がなければ、私は医学体系構築の端緒にもつけなかったのであり、どんなに深く感謝しても、し過ぎることはない。

ただただ口惜しいのは、海保静子が、その後理論的に深化していった認識論を発表することなしに、夭折されたことである。本当に残念でならない。

しかしその後、海保静子の師である南郷継正の一連の著作で、認識論は学問体系としての認識学にまで発展し、最新の著作『哲学・論理学原論』（前出）の中の認識学では、人類の文化の歴史の最高形態である哲学を、アリストテレス、ヘーゲルといった哲学者の頭脳が形成している認識＝像で展開するに至っており、本書「まえがき」に記したように、この書は学問体系構築をめざす学者志望者には、必読の書と言えるものである。

## 第二節　認識＝像であることの基本的学び

ここまで、学問体系の構築には認識論の学びが必須であることを、一般的に説いてきたが、読者のみなさんはこれだけでは、耳慣れない「認識論」について認識する、すなわちアタマの中に「認識論」の像を描くことは、不可能であると思われるので、少しだけ具体的に説いておきたい。なぜならば、この認識論の学びこそ、「医学体系」の創出のみならず、医療実践の実力をつけるためにも、重要であるからである。

さて認識論を学んで実力をつけるためには、次のような学びの段階をふまなければならない。まず第一は、人間は認識的実在すなわち、頭脳が形成する認識によって、生きかつ生活していく存在であるが、その認識とは、頭脳が形成する像であるということを、しっかりと理解することである。

すなわち人間は、生まれた瞬間から、外界を反映して脳に像を描き始めるのであり、その像を描くということを無限と言ってよいほどに積み重ねて、現在に至っている。したがってその人が、どのような認識＝像を描くのかということは、それまでその人がどのような像を描いてきたか、すなわちどのような像を描くような育ち方をしてきたのか、で決まるのであり、その結果、同じ外界を反映したとしても、個人個人で描く像は違うということになる。

これが他の動物と違うところである。例えばライオンであれば、空腹時にシマウマの群れを見れば、すべてのライオンが本能的にシマウマをエサとして反映し、襲いかかるのである。ところが人間は違う。空腹時にステーキを見ても、「ウォー、おいしそう！　今晩はステーキだ」と、アタマにステーキを食べている自分の像を思い浮かべる人もいれば、「イヤイヤ、これを食べたら明日の血液検査はまたコレステロール値が高くなるな」と、医師の前で叱られている自分の像を描く人もいる。

このように人間は、その描く像は人それぞれ個性的ではあるが、思っている時も考えている時も、必ずアタマに何らかの像を描いているのであるということを、まずはしっかり分かることが、認識論を学ぶための第一歩となる。

こうして認識がアタマに描く像であるということが分かったら、第二に必要なことは、その自分が描く像を、しっかりと見つめる訓練をすることである。

先程も説いたように、人間の脳が像を描くということは、いわば本能レベルで行っていることであり、いついかなる時も、像を描いていない人はいない。しかし誰でもそれぞれ生まれた時から、自然成長的に像を描き続けて今日に至っているために、逆に自分自身の脳が「像を描いている」というそのことを、あらためて自覚することが難しいのである。

例えば、「もうアタマにきた！」と怒っている人に、「アタマにきたと言うけれども、今どんな像が、あなたのアタマに浮かんでいるの？」と聞くと、「エッ！　どんな像？」ととまどい、すぐに答えられる人はほとんどいない。

このように、自分が実際には、生まれた時から不断に形成し続けている、アタマの中の像を、見つめて取り出してくるのは難しいのであって、意図的な訓練が必要となるのである。したがって例えば、桜並木を散歩しながら、「来週頃には開花かな」と思ったとしたら、「今自分のアタマには、どんな像が浮かんでいるんだろう」と見つめてみることである。そうすると目の前のふくらんだ蕾をつけた桜の木々の像とともに、昨年見た満開に咲きほこった桜の木々の像も浮かんでいることに、気づくことになる。

さて以上のように、自らのアタマが描いている像を見つめ、取り出すことができるようになってきたなら、第三に必要なことは、意図的に、必要な像を、明確に描く訓練をすることである。これは医師であるならば、外来診療で目の前に座った患者から、病気の診断をするために必要な事実を見てとり、自らのアタマに明確な像として描くことである。

例えば、母親が抱いてきた赤ん坊が、ハアハアと肩で呼吸をしているのを見たならば、医師は自らのアタマの中に、その像をしっかりと描き（実は目の前の患者の病気に関わる事実を見てとり、その像をきちんと描くということさえ、新米の医師には難しいことであり、それができるようになるための実力養成過程が必要なのである。それについては医学教育論で詳しく説くことにする）、それに重ねて、これまで見てきた肺炎の赤ん坊の像や、レントゲン写真で肺に白い影のある像や、赤ん坊の肺炎の原因となり易い、ＲＳウイルスを検出するためのキットの像等を、瞬時に思い浮かべながら、まずは母親に話を聞き、赤ん坊の胸に聴診器をあてることになる。

## 第三節　認識＝像であることを無視した医学教育

さて以上のように言うと、次のような反論がくるかもしれない。

「私は日々の診療でそのように、アタマに像を描くなどという面倒くさいことを意識しなくても、患者を診て、必要な事実を取り出し、必要な検査をして、肺炎なら肺炎をしっかりと診断している。それで何が問題なのか？　なぜあえて像を描くなどということを、あらためて意識しなければならないのか」と。

それに対する答は、「意図的に像を積み重ねていくことを成し続けなければ、まず頭脳活動的認識なるものは深まっていかない。これはつまり医師としての実力はついていかないのだ、ということなのである」、ということになる。それを理解してもらうためには、少しばかり回り道的な説明をしなければならない。

そもそも教育とは、確かに、文化遺産の習得と、新たな文化遺産を築けるための基本学習である。しかし、そのためには、つまり文化遺産の習得には、習得するための原点がある。その原点とは、その習得すべき文化遺産を、現在の自らのレベルで、像として描ける実力を、まず培うことにある。だから幼児レベルでは、外界を外界のままに反映させて、その外界を見事な像として、頭脳の中に蓄積させる実力をつけさせることから始めるべきなのであり、これが小社会の必要性である。

家庭ではその外界が限定されていて、十分な像を描く実力を培うことが不可能だからこそ、小社会での遊び、つまりは隣近所での子供達の遊び、そして保育園での遊びとしての学習が、まずは大事となるのである。このようにして、この外界的像がまともに育ってから、ようやく学校教育、すなわち、教科書での習い事へと移るべきなのである。

このように、外界を外界のままに反映させて、見事な像として頭脳に蓄積させる実力をつけてからこそ、教科書での教育が重要なこととなるはずなのに、現代においては、医学教育のみならず、幼い頃からの教育においてすら、文字や図式の反映一辺倒となり、現実の外界を反映させて、認識＝像を形成することの大事性が、等閑視されているのが現状である。

ではどういうことになっているのかと言えば、自らのアタマに外界を反映させて、豊かな実像を描いていく実力を培わないままに、「文字」を教えてしまうのである。そうすると、一体どういうことになるのであろうか。

例えば「海」という言葉を聞いて、アタマの中に描く像は、単に絵本でしか海を見たことがない子供と、夏中海で泳いでいる子供の描く像は、まるで違うはずである。前者であれば、絵本に描かれた、水平線で空と分けられた真っ青な海と砂浜というレベルである。ところが毎日のように海で泳いでいる子供は、飛び上がるように熱い砂浜、海に飛び込んだ時の気持ちのよさ、海の水のしょっぱさ、波の打ちつける音、荒い波に巻き込まれ叩きつけられた恐さ、魚を見た時の喜び、水着が砂だらけになった不快さ……等々、様々な感情を伴った像が一瞬にして浮かぶのであり、それらが「海」という言葉を聞いた時の、海という一つの像に収斂して、アタマに描かれることになるのである。

この簡単な具体例だけからでも、単に本で学んだ場合の像と、自らの五感器官を駆使して外界を反映させて形成してきた像とは、その質すなわち、像の厚み、像の広がり、像の躍動感がまるで違うということは、理解してもらえると思う。さらに人間は、その自らが描いた像から外界へと問いかけていくのであるから、その後の像の発展は、ますます違っていくことになる。

したがって、人間を人間として見事に育てたいならば、幼少時の教育はもちろんのこと、少なくとも小学生の頃までは、自らの五感器官を最大限に働かせ、現実の外界を反映させた、豊かな実像である五感情像を形成する実力をつけさせることが、主眼でなければならないのに、最近は幼稚園から、生の現実とは離れた文字の教育が始まり、あろうことか小学校を受験するために、文字で覚えた像をひたすらに暗記するという実力を、つけさせられることにもなっているのである。そしてそういう実力をつけた人間が、受験を勝ち抜き選抜され、医学部へ入ってくるのであり、そういう医学生がアタマの中に描く像がどういうものかについて、次のような驚くべき事実もあったのである。

それは自分がミスをして、教授に謝りに行かなければならなくなった学生に、「今アタマの中にどんな像が浮かんでいるのか」と問うと、「『申・し・わ・け・ご・ざ・い・ま・せ・ん・で・し・た』という文字が並んでいます」という、思いもかけない答が返ってきたのである。

私としては「あの恐い教授の前で頭を下げ、叱られてふるえあがっている像」とか、「何であの時あんなことをしてしまったんだろうと後悔している像」とかの答を予想していたので、本当に驚き、深く考えさせられてしまった。

実はここには、医学教育における重大な問題が存在しているのである。すなわちアタマの中に、現実の世界を実像として描くのではなく、文字を像として描いてしまう実力をつけてきた医学生に対して、医師として必要な本当の意味での実像を、いかにして描かせていけるのか、ということが、医学教育として先ず問われるべきなのである。

## 第四節　医師は文字ではなく現実の実像を描けなければならない

そこで、である。まずここで問題としなければならないのは、「医師はなぜ文字の像を描くのではだめなのか」ということである。

結論から言えば、「文字の像では発展がない、つまり医師としての実力がついていかない」ということになるのであるが、それがどういうことか、具体的に医師の診察場面を挙げて示しておこう。

医師Aの外来に、新患として十八歳の女性Bが来て、「最近やせてきました。この二ヵ月で四キロ減ったんです」と言った。その言葉を聞いて医師Aは、アタマの中に「やせた

＝るいそう」という文字を描き、「内科診断学」で学んだ「るいそう」のページを思い浮かべると、「るいそう」の分類として、まずは大きく「エネルギーの摂取低下、エネルギーの消費増加、エネルギーの喪失」と書いてあった表の像が形成された。

医師Aは、「若い女性だから、食事をあまり取らなくなったのだろうか」と思いつつ、「食事をしっかり取っていますか」と質問すると、患者Bは、「この四月より短大に通い始めたのですが、最近はおなかがすいて、以前よりかなりたくさん食べるのです。それなのにやせてきて……」と答えた。

すると医師Aは、先程の「るいそう」の表の像を思い浮かべ、「それは三つの分類のうちエネルギー消費増加にあたるが、その原因は大きく二つあり、基礎代謝の亢進か運動量の増加である」と思い、「何か激しい運動を始めましたか」と聞くと、患者Bは「いえ、特に……。通学も高校の時と同じ距離ですし……」と答えた。

ここまでくると医師Aは、「基礎代謝の亢進の原因として記載されている『発熱、悪性腫瘍、内分泌異常、薬物』の四項目の中で、若い女性であれば、内分泌異常のうち、甲状腺機能亢進症の可能性が高いであろう」と思い、教科書にあった甲状腺機能亢進症としての症状の文字「甲状腺腫、頻脈、動悸、多汗、振戦……」を思い浮かべ、問診及び診察でそれらの症状があったので、血液検査で甲状腺ホルモンの上昇を確認し、最終的に「甲状腺機能亢進症」と診断した。

以上が簡単ながら、患者Bの診療で想定される、医師Aがアタマに描いた像である。つまり医師Aが描いた像は、その大部分が、医学生時代に教科書を読み、暗記をしていた文字の像なのである。このように言うと、必ず次のような反論がくるはずである。

「それで何が悪いのか。医師として必要な知識を、文字でしっかり記憶しておき、診察にあたってそれらを必要に応じて取り出して、きちんと診断しているだから、立派なものである。何の文句があるのだろう。むしろそれらの文字が、アタマに像として浮かばなければ診断できないのだから、それこそ医師として失格なのではないか」と。

確かに、かつてテレビの健康番組に登場した名医と言われる医師が、アナウンサーから「先生方は患者さんを前にして診断する時に、どんなことをアタマに思い浮かべていらっしゃるのですか」と問われ、「様々な疾患名が、アタマに思い浮かんでいます。できるだけ多くの疾患名を思い浮かべることのできるのが、名医です」と、答えていたことがある。

このように現代において診断とは、患者から、問診、診察、検査で取り出した事実が、これまでに分かっている病名の、どれに該当するかを決定するものとなっている。すなわちアタマの中に、患者の事実が「るいそう、動悸……」などと文字で並び、一方に病名が「甲状腺機能亢進症、膠原病、ガン……」と文字で並び、どれが一番ぴったり当てはまるかで病名を選択するのが、診断ということになっているのである。

確かに診断というものが、こういう作業であるならば、最近言われているように、コンピューターを活用した方がよほど正確である、ということになりかねない。すなわち羅列された膨大な症状、検査結果を、一つ一つチェックして入力さえすれば、自動的に確率の高い病名が検索されるというものである。しかし、医師が行う診断というものは、はたしてこれでよいのであろうか。

答はもちろん「否！」である。なぜならば、このようにパターン化した診断方法では、すでに究明され明らかになっている病気の、しかも病気としてほぼ完成した患者の、診断にしか役立たないからである。

このような現代の診断を批判し、本来診断とはどのようなものでなければならないのかについては、『看護学と医学（下巻）』（前出）に詳しく論じたので、参照してほしい。

実は先程取りあげた〔患者B〕とは、その書の中で、「パターン化された診断方法では、診断がつかない実例」として挙げた患者であり、その患者の、甲状腺機能亢進症の初発時の診療場面である。しかしその書で取りあげたのは、先程挙げた初発時の事実ではなく、以下に引用する、再発時の事実であった。

---

短大合格当時、甲状腺機能亢進症を患い、いったん治癒した女性が、四年後の、スチュワーデスになって二年目に「何となくだるい、熱っぽい」と訴えるようになった。激務からくる肉体的疲労と精神的ストレスをみてとり、甲状腺機能亢進

---

症の再発過程にあると判断し、しばらく休養が必要であるとしたのであるが、甲状腺機能亢進症の典型的な症状である、発汗増加、体重減少、頻脈等もなく、検査上血中甲状腺ホルモン値（$T_3$、$T_4$）も、甲状腺刺激ホルモン値（TSH）も正常であったため、会社の医師は、甲状腺機能亢進症の再発とは断固として認めず、やむなくそのまま勤務を続け、結局、症状も検査上も完璧な甲状腺機能亢進状態となってから、その医師もあわてて再発を認めたというものである。

以上に挙げた〔患者B〕の、初発時と再発時の、診断の過程を比較してもらえば、パターン化されたコンピューター的診断方法では、限界があることが分かるであろう。すなわち、十八歳の初発時の〔患者B〕の甲状腺機能亢進症の診断は、典型的な症状がそろっており、研修医であっても簡単に診断できるものであった。したがって、初診時の診察場面の〔医師A〕のアタマの中の、診断へと至る像は、最近の平均的な研修医のアタマの中の像の変化を、想定して描いたものである。しかし再発時には、診察した会社の医師は、典型的な症状がそろわなかったために、診断することができなかったのである。

本来医師は、患者の生理構造が歪み始めた段階で、それを把握し、生理構造が歪みきる、すなわち病気として完成してしまわないように、治療しなければならないのであり、そのための診断でなければならない。この事例の再発時のように、甲状腺機能亢進症として完成し、すべての所見がそろうまで、何もせずに放置してはならないのである。そのためには、何が必要なのだろうか。それは医師として、アタマの中に文字の像ではなく、現実を反映して形成した、イキイキとした実像を描くことである。

実はこの〔患者B〕は、初発時も再発時も、私が勤務医であった頃に受けもった患者であり、甲状腺機能亢進症が一旦よくなった〔患者B〕が、四年後に再び外来を受診し、「何となくだるい、熱っぽい」という訴えを聞いた時、私のアタマの中には、瞬時に様々な像が思い浮かんだのである。それは〔患者B〕が、四年前に甲状腺機能亢進症を発症した際の、次のような像であった。

当時は六月で、短大に合格して二ヵ月ほど経っていた。「スチュワーデス（当時はそういう呼び名であった）になる夢があり、どうしても行きたい短大だったので、かなり受験も頑張り、ようやく合格してほっとしたが、新しい大学に慣れるのも大変で緊張状態が続いている」とのことであった。

しかも丁度その頃、妹が白血病で入院しており、私が主治医であったため、その姉である〔患者B〕とも折々に話をする機会があった。〔患者B〕は、妹が白血病ということに大きなショックを受けており、自分が妹に話す内容や、看護師が話した内容を、妹がどう受けとめるかということに、毎日ピリピリと神経を使っていた。

その当時も、そのような〔患者B〕を見ていたので、初発時の、精神的な影響が大きく関わる甲状腺機能亢進症の診断は、容易であったのだが、そのような当時の像と、現在スチュワーデスになって二年目に、どれほどの激務で、どれほど精神をすり減らしているかという像が重なりあえば、これはすぐに甲状腺の機能が亢進状態になるだろうということは、容易に診断できたのである。

以上から分かるように、医師としての実力をつけていくためには、教科書で覚えた文字としての知識が、アタマにしっかりと整序されて記憶されていることは、もちろん必要であるが、それは必要最低限のことであって、医師として実践をしていく過程で、そのような文字としての像を、イキイキとした現実の豊かな実像へとつくりあげ、自らのアタマの中に積み重ねていかなければならない。

例えば「甲状腺機能亢進症」という言葉を聞いた時に、医師であれば、ただ単にその文字の像をアタマに思い浮かべるのではなく、〔患者B〕の像や、「四十五歳の女性が、職場で研究発表をさせられることになって」とか、「二十八歳の女性が、結婚を間近に控えながら、管理栄養士の試験もあって」とかの、これまでに自らが受けもった甲状腺の機能が亢進したという患者の像が、諸々に浮かび、それらの像が一つに収斂した「甲状腺機能亢進症」の実像を創出しなければならないのである。

医師は、そうした実像をアタマに形成することにより、そこから目の前の患者に問いかけ、必要な事実を取り出していかなければ、正しい診断はできないのである。

## 第五節　学問体系構築に必須の像（論理的像）を描く実力

以上、実践家としての医師はアタマの中に、文字の像ではなく、現実のイキイキとした実像を描く実力を培っていかなければならないことを説いた。この文字ではない実像を描く実力は、学問としての医学体系の構築となると、さらに重要なこととなる。なぜなら学問体系を構築するための基本となる、「事実から論理を導き出す」という作業は、アタマの中に現実の実像を描けなければ始まらず、これは単なる文字の像からは絶対に不可能であるからである。

これを理解してもらうために、まずここで、学問への第一歩は、事実と論理の区別と連関を分かることであるとして、『看護学と医学（上巻）』（前出）で説いた内容を引用することにする。

まずは、「事実とは何か」、「論理とは何か」が問題となる。端的には、事実とは客観的現象であり、くだいていえば実際にあったこと、あることである。これに対して論理とは、対象的事物・事象のもつ性質を一般性として把握したものである。これからわかるように、事実は現象しているものであるから、誰もが五感器官を介してとらえうるものであるのに対して、論理は現象していないものであり、我々が対象とかかわることによって、対象とかかわりながら、そのかかわるかたちで、いわば現象させるものである。

　たとえば、誰にでもわかる日常生活レベルでわかりやすくいえば、次のようになる。

　今、私がこの原稿を書いている手もとをちょっとみただけでも、いろいろな物が目に入る。黒のシャープペンシル、削ったばかりの赤鉛筆、黒革の万年筆、その万年筆のスペアインク、四百字詰の原稿用紙、メモ帳、ルーズリーフノート二冊……さらに目をあげれば机の上には、時計、スタンド、書見台……と、数えあげればきりがない。

　これらは客観的に存在する物であり、その存在はすべて事実である。誰もが主として視覚器官である目をとおして反映させ、認識＝像を形成することができる（もっとも、認識論的には、シャープペンシルをシャープペンシルとして認識するには、するだけの実力が必要なのであるが、その実力養成の過程はここでは省略する）。これらの事実はいくらでも多く集められるが、ただこれもある、あれもあると平面的に並べられるだけで、これだけではなんら立体的構造、すなわち体系性を形成することはできない。

　しかし、ひとたびこれらの事実にひそむ論理、すなわちこれらの事実の有する一般的な性質に着目したばあいには、その論理は次々と体系性、すなわち立体的構造として把握することができる。たとえば、シャープペンシル、鉛筆、ボールペン、万年筆は〈書く物＝筆記用具〉という共通の性質を有する物としてまとめることができるし、原稿用紙、メモ帳、ルーズリーフノートなどは〈書きつける物＝用紙〉としてまとめることができる。さらにその両者に共通する、もう一段レベルをあげた論理は〈文房具〉であり、さらにその周囲にも存在するすべての物に共通する最高のレベルの論理は、〈物質〉ということになる。

　このように、事実を事実として把握するだけでは単純な事実の集積か、せいぜい私のもち物という平面的構造にしかならないものが、論理として把握するとただちに立体的構造を形成してくるのである。

　以上、日常生活レベルでわかりやすく説いたが、これと論理的には同じ作業を、自らの専門である個別科学が対象とするあらゆる事実について貫徹することが、学問の体系化への唯一の道なのである。つまり、対象とする個々の事実に共通する論理を導きだし、その論理の特殊性の一般的把握から、しだいに事実全体に共通する本質レベルの一般性を導きだす作業を積み重ねることによって、論理の構造化を果たしたもの、すなわち現象論・構造論・本質論と立体的構造として構築しえたものが学問体系なのである。

以上の引用文は、事実と論理の違い、すなわち「事実像」と「論理的像」の違い（区別）を明らかにし、事実から論理を導き出すとはどういうことかを、日常生活レベルで分かり易く説いたものである。そしてなぜここで、この部分を引用したのかと言えば、アタマの中に文字の像だけで、現実の像がなければ、論理の像を導き出すことはできない、ということを理解してもらうためである。

みなさんは、「シャープペンシル、鉛筆、万年筆、原稿用紙、メモ帳、ルーズリーフノート」と言われれば、それぞれ見たり、使ったりした事実を思い浮かべ、具体的な現実の実像を思い浮かべるはずである。それだけ熟知しているものであるからこそ、前の三つが「書く物＝筆記用具」で、後の三つが「書きつける物＝用紙」であると、その論理を示されると、すぐに納得できるであろう。

しかしもし、「原稿用紙」なるものを見たことも聞いたこともない子供であれば、「ゲンコウヨウシ」と聞いても、枡目が書かれた用紙の像をアタマに形成することはできず、

「なあに？　ゲンコツようしって？」などと、今にもゲンコツをもらうような像を描いてしまうことになりかねない。

少し笑い話的に説いてしまったが、実はこれは、とても重要なことなのである。学問体系を構築していくとは、〔図1〕の事実の世界から、認識の世界へと足を踏み入れていかなければならないのであるが、その第一歩を踏み出すには、まず現実の世界の実像を、しっかりとアタマに描き、それらの像を重ねていく実力をつけなければならない。アタマに文字の像を並べても、それらは少しも変化せず、重ねることはできない。

例えば、「肺炎球菌性肺炎、マイコプラズマ肺炎、ＲＳウイルス肺炎」などと文字を並べても、それらの文字は変化することも、発展することも、深まることもなく、それらを一つに融合することなどできない。

しかし医師として、これまでに診断・治療をしたことがある、熱が出て、ゼーゼーと呼吸音が聞こえ、苦しそうに呼吸している赤ん坊のＲＳウイルス肺炎の像を思い浮かべ、次に熱はないけれどもセキこみ、セキをすると右肋骨が痛いと手で押さえていた四十歳代の女性のマイコプラズマ肺炎の像を思い浮かべ、さらに熱もセキもないけれど、だるくて食欲がないと来院し、レントゲン写真を撮ったら胸に肺炎の影があったという、八十歳代男性の肺炎球菌性肺炎の像を思い浮かべると、そこから肺炎としての共通性を導き出す作業が、始まっていけることになる。

そのような自らが五感器官を介して描いた現実の具体的な実像は、さらに広げていくことも、深めていくことも可能なのであり、最初はまるで違うように見えて、まったく重ならなかったそれぞれの像が、次第に重なっていき、一つの像として創出された時に、論理化できた、すなわち論理としての像（論理的像）ができたということになるのである。

先の引用文で、「以上、日常生活レベルで分かりやすく説いたが、これと論理的には同じ作業を、自らの専門である個別科学が対象とするあらゆる事実について貫徹することが、学問の体系化への唯一の道なのである」と書いた中身は、具体的にはこういうことである。

そしてこうした作業を、気が遠くなるほど積み重ねていった結果、十年という歳月を経てようやくに、病気という病気の像を、一つの像に収斂することができたのであり、それを言語化したのが、「病気とは人間の正常な生理構造が、外界との相互浸透の過程において、徐々にあるいは急激に量質転化して、歪んだ状態になったものである」という、病態論の一般論であった。

このようにして言語化したものは、単なる文字の羅列として現象しているが、その言語化に至るまでの苦難の道を歩いた私自身は、その背後に無数と言ってよいほどの、蠢めく実像を思い浮かべることができるのである。

しかしながらこの病気の一般論を措定して後、医学生及び医師を教育していく中で、自らがその一般論を措定した当事者以外は、その病気の一般論の文字を見ても、単なる文字の羅列以上の像を描けないがゆえに、自らの診療に何ら役立てることができない、という問題に直面することになった。

そこでその問題を少しでも解決するために、第二編第四章で提示した、〔図8〕の「医学体系の全体像」を創出するに至ったのである。

第二編でも説いたように、この〔図8〕は学問用語で言えば、「表象のレベル」ということになる。それに対して先程の言語化した病気の一般論は、抽象のレベルである。すなわち抽象のレベルとは、対象とする事物・事象の具体的なあり方を捨象して、そこに貫かれている共通な性質を一般性として、言語化して示したものであるのに対して、表象のレベルとは、対象とする事物・事象の具体的なあり方を、ある程度捨象しながらも、まだそこはかとなく具体的な形を残すレベルで、共通な性質を提示したものである。

したがって抽象レベルで表現されたものを見ただけでは、自らのアタマに現実の具体的な像を描くことはなかなか難しいのであるが、表象レベルで表現されたものを見ると、アタマに現実の具体的な像を描くことが、格段に容易になるのである。

その通りに、この〔図8〕を提示してからは、これを学んだ医師達が、自らの医療現場で、病気の一般論を使って診断・治療ができるようになっていったのであり、その実践が、『医療実践方法を論理の学に(1)――研修医に理論的見方・考え方を語る』（前出）に結実しているので、是非参照してほしい。

## 第六節　哲学の歴史は認識学により解明される

以上、医学体系の構築には、認識論を学び、自らのアタマに、まずは現実の世界の実像を豊かに創出する実力が必須であることを説いてきた。

ここで、是非とも一つの論文を紹介しておきたい。それは「まえがき」でも紹介した、認識論を学問体系としての認識学へと発展させた南郷継正が、その認識学的実力によって、学問＝哲学の歴史を解き明かした論文である。これは『哲学・論理学原論』（前出）の「認識学とは何か」に収められた一文であり、難解ではあるが是非読んでほしいものである。

---

### アリストテレスは表象レベルの像形成への途上にあった

さて、である。以上のように学問の体系化を果たす実力養成の第一義は弁証法的な論理能力を培うことにあるが、本物の学的弁証法の実力を世界「初」として磨いたのは、説いてきているようにアリストテレスその人、である。それ故、現代の本物の学的弁証法（ヘーゲル）に無学な御仁は、アリストテレスの読解、翻訳に大変に苦労することになる。端的には、当時のアリストテレスの頭脳は事実

---

レベルの反映像の並列的・経過的形成から、ようやくにしてそれらの一体化をなし始めるべき表象レベルの像形成へと二重化しかかる途上にあり、それだけに、アリストテレスの難語たる τὸ τί ἦν εἶναι（ト・ティ・エーン・エイナイ）とはまさしく、表象レベルへの像形成、すなわち学的将来として描かれるべき論理的な像へとしての出立点としての像を、描き始めていく途上であるが故の必然的な言語表現、すなわち言葉なき言葉を探し求めての途上の表現としての言語であった、ということである。

　これが、やがてアリストテレスの把持していく弁証法的実力の原基形態となり、これは、諸々に頭脳の中に蠢動し始めた外界からの反映像を、単に反映する像の群像レベルとして並列的に捉えるのではなく、そこを経過的に取りだしては並べ、取りだしては並べたものを、いうなればあちらこちらと並び替えたり、または付け加えたり、または消したりしていくうちに、「これは」と思えるその並べえた諸々の像という像の変転を、一つの経過として少しずつ並べてみられるようになっていくことが可能となっていくのである。だがここで、まもなくアリストテレスは大きな難関に逢着することになる。その難関とは、頭脳の中の像の群れの蠢動し始めたものを、いかなる言葉にすべきか、いかなる文字に表現すれば可能なのか、等々である。

実はこの論文によって、これまで世界中の哲学者が、何とも不可解な言葉としてアタマを悩まし続け今日に至っている、アリストテレスの難語たる τό τί ἦν εἶναι（ト・ティ・エーン・エイナイ）が史上初めて解明されたとして、東京大学で哲学を修めた学術博士が、欣喜雀躍したのである。

ここで、「当時のアリストテレスの頭脳は事実レベルの反映像の並列的・経過的形成から、ようやくにしてそれらの一体化をなし始めるべき表象レベルの像形成へと二重化しかかる途上」であると記されている。そしてその過程を詳しく、「これは、諸々に頭脳の中に蠢動し始めた外界からの反映像を、単に反映する像の群像レベルとして並列的に捉えるのではなく、そこを経過的に取りだしては並べ、取りだしては並べたものを、いうなればあちらこちらと並び替えたり、または付け加えたり、または消したりしていくうちに、『これは』と思えるその並べえた諸々の像という像の変転を、一つの経過として少しずつ並べてみられるようになっていくことが可能となっていくのである」と説いている。

この内容はまさしく南郷継正が、古代ギリシャの当時のアリストテレスになりきって、そのアタマに形成される認識＝像を取り出してみせてくれているのであり、これは自ら事実から論理を導き出し、表象レベルの像を形成する苦闘を存分に経験し、さらに理論化し、体系化して、「認識学」を構築した南郷継正によって、学問史上初めて解明されたものである。

さらに次に続く文章、「だがここで、まもなくアリストテレスは大きな難関に逢着することになる。その難関とは、頭脳の中の像の群れの蠢動し始めたものを、いかなる言葉にすべきか、いかなる文字に表現すれば可能なのか、等々である」も、同じ難関を超えてきた人間によって初めて、表現することが可能となったものである。

したがって我々も、学問体系の構築を志すのであれば、ここで示されたものを、単に文字の像としてアタマに記憶しても何の意味もなく、その言語化された背後の像をアタマに描くために、自らも同じような道を、同じように苦しみながら、一歩一歩歩いていくしかないのである。

それにしても、アリストテレスの頭脳の、認識学的解明は驚嘆に値するものであり、今後哲学史において「アリストテレスからトマス・アクィナス、そしてカント、ヘーゲルへ」と連なっていく、人類の最高の頭脳の発展が、同じように認識学的に解明されるのを、心待ちにするものである。

さて以上のように、医師としての医療実践を行う一方で、学問としての（学問への道が可能な）弁証法及び認識論の研鑽を積むことによって、初めて学問としての医学体系の構築への道が可能となるのであり、私自身も、その学問への道を歩けるための基礎的弁証法、基礎的認識論の研鑽に十年の歳月を要し、そしてまたそこで培った学問としての弁証法、認識論の実力で、医学の体系化に着手して、およその一般論を措定するまでに、さらに十年を要しているのである。

したがって、本書の「医学原論」は、そのような過程を経て構築された、正真正銘の医学体系を把持して説いているものであることを、しっかりと分かって読み進んでほしいと心から願うものである。

## 引用文献（引用順）


看護学と医学　下巻（瀬江千史著、現代社）

医学の復権（瀬江千史著、現代社）

弁証法はどういう科学か（三浦つとむ著、講談社）

医学教育モデル・コア・カリキュラム――教育内容ガイドライン（医学における教育プログラム研究・開発事業委員会）

医学教育モデル・コア・カリキュラム――教育内容ガイドライン―平成二十二年度改訂版（モデル・コア・カリキュラム改訂に関する連絡調整委員会、モデル・コア・カリキュラム改訂に関する専門研究委員会）

改譯　大論理學　上巻の一（Ｇ・Ｗ・Ｆ・ヘーゲル著、武市健人譯、岩波書店）

必修内科学　改訂第五版（藤田拓男他著、南江堂）

医学の哲学（澤瀉久敬著、誠信書房）

学問形成のために問う医学の歴史（三）（諸星史文、悠季真理、『学城』第三号所収、現代社）

精神現象学　序論（Ｇ・Ｗ・Ｆ・ヘーゲル著、山本　信訳、中央公論社）

アリストテレス全集十一　問題集（アリストテレス著、戸塚七郎訳、岩波書店）

實驗病理學（クロード・ベルナール著、三浦岱榮譯註、鳳鳴堂書店）

講義録　腎臓学（木村健二郎、富野康日己編集、メジカルビュー社）

病理学の歴史（エズモンドＲ・ロング著、難波紘二訳、西村書店）

ＣＫＤ診療ガイド２００９（日本腎臓病学会編、東京医学社）

哲學史　中巻の一（Ｇ・Ｗ・Ｆ・ヘーゲル著、眞下信一譯、岩波書店）

反デューリング論 (1)（フリードリヒ・エンゲ

ルス、村田陽一訳、大月書店）
看護学と医学 上巻（瀬江千史著、現代社）
哲学・論理学原論〔新世紀編〕――ヘーゲル哲学 学形成の認識論的論理学（南郷継正著、現代社）

## 参考文献

新訂 ヒポクラテス全集 全三巻（大槻真一郎編、エンタプライズ）
ヒッポクラテスとプラトンの学説1（ガレノス著、内山勝利、木原志乃訳、京都大学学術出版会）
ガレノス 霊魂の解剖学（二宮陸雄著、平河出版社）
ガレノス 自然生命力（二宮陸雄著、平河出版社）
動物の心臓ならびに血液の運動に関する解剖学的研究（ウィリアム・ハーヴェイ著、暉峻義等訳、岩波文庫）
細胞病理學（ルドルフ・ウィルヒョウ著、吉田富三譯、南山堂）
実験医学序説（クロード・ベルナール著、三浦岱栄訳、岩波文庫）
ウィルヒョウの生涯（Ｅ・Ｈ・アッカークネヒト著、舘野之男他訳、サイエンス社）
ベルナール（長野 敬編、朝日出版社）
クロード・ベルナール（Ｊ・Ｍ・Ｄ・オルムステド他著、黒島晨汎訳、文光堂）
パスツール伝（ルネ・ヴァレリー・ラド著、桶谷繁雄訳、白水社）
人間はどこまで動物か（アドルフ・ポルトマン著、高木正孝訳、岩波書店）
脊椎動物比較形態学（アドルフ・ポルトマン著、島崎三郎訳、岩波書店）
脊椎動物の歴史（Ａ・Ｓ・ローマー著、川島誠一郎訳、どうぶつ社）
脊椎動物のからだ（Ａ・Ｓ・ローマー他著、

平光厲司、法政大学出版局）
The Wisdom of the Body（Walter B. Cannon, W. W. Norton）
目でみる脳——その構造と機能（時実利彦著、東京大学出版会）
脳の話（時実利彦著、岩波新書）
脳と人間（時実利彦著、雷鳥社）
図説 脳（塚田裕三著、日経サイエンス社）
脳と心の正体（ワイルダー・ペンフィールド著、塚田裕三、山河 宏訳、法政大学出版局）
大脳局在論の成立と展開（H. Hécaen, G. Lantéri-Laura著、浜中淑彦、大東祥孝訳、医学書院）
人類医学年表（三木 栄、阿知波五郎著、思文閣出版）
図説医学史（マイヤー・シュタイネック、ズートホフ著、小川鼎三監訳、朝倉書店）
医学の歴史 一〜四（シンガー・アンダーウッド著、酒井シヅ他訳、朝倉書店）
図説 医学の歴史（ロベルト・マルゴッタ著、岩本 淳訳、講談社）
医学をきずいた人びと 上・下（シャーウィン・B・ヌーランド著、曽田能宗訳、河出書房新社）
医学思想の源流（レスター・キング著、舘野之男監訳、西村書店）
解剖・生理学小史（チャールス・シンガー著、西村顕治他訳、白揚社）
世界医療史（エルウィン・H・アッカークネヒト著、井上清恒他訳、内田老鶴圃）
病の文化史 上・下（マルセル・サンドライユ他著、中川米造他監訳、リブロポート）
文明と病気 上・下（H・E・シゲリスト著、松藤 元訳、岩波新書）
疫病と世界史（W・H・マクニール著、佐々

木昭夫訳、新潮社）
外科の夜明け（トールワルド著、塩月正雄訳、講談社文庫）
近代外科を開拓した人びと 上・下（トールワルド著、塩月正雄訳、講談社文庫）
医学概論 一〜三部（澤瀉久敬著、誠信書房）
哲學入門（田邉 元著、筑摩書房）
哲學通論（田邉 元著、岩波書店）
哲學と科學との間（田邉 元著、岩波書店）
プラトン全集 全十六巻（岩波書店）
アリストテレス全集 全十七巻（岩波書店）
デカルト（野田又夫編、中央公論社）
方法序説（デカルト著、落合太郎訳、岩波文庫）
哲学原理（デカルト著、桂 寿一訳、岩波文庫）
カント全集 全十八巻（岩波書店）
ヘーゲル全集 全二十巻（岩波書店）
人間の頭脳活動の本質（ディーツゲン著、小松摂郎訳、岩波文庫）
南郷継正 武道哲学 著作・講義全集 一・二・四・五・六・七・八・九・十・十一・十二巻（南郷継正著、現代社）
なんごうつぐまさが説く 看護学科・心理学科学生への〝夢〟講義 一〜六巻（南郷継正著、現代社）
科学的看護論（薄井坦子著、日本看護協会出版会）
看護の生理学 一〜三巻（薄井坦子、瀬江千史著、現代社）
看護のための「いのちの歴史」の物語（本田克也、加藤幸信、浅野昌充、神庭純子著、現代社）
「生命の歴史」誕生の論理学 一巻（浅野昌充、悠季真理著、現代社）
新・頭脳の科学 上・下巻（瀬江千史、菅野幸子著、現代社）
育児の認識学（海保静子著、現代社）

〔改訂版〕育児の生理学（瀬江千史著、現代社）
医学教育概論 一～六巻（瀬江千史、本田克也、小田康友、菅野幸子著、現代社）
医療実践方法を論理の学に 一巻（聖 瞳子、高遠雅志、九條 静、北條 亮著、現代社）
医学教育概論の実践 一・二巻（北條 亮著、現代社）

病態論の一般論　141
病態論の要　172
病態論の基本　172
病態論の構造　142
病態論の構築　143,150
病理学　48,168
病理学的診断名　157,158
病理組織　200,205

【ふ】
フィヒテ　96
物質的外界　215
プラトン　11,238,239
文化遺産　9,32,51,68,76,90,130,139,141,148,150,253

【へ】
ヘーゲル　5,11,61,94,145,146,207,210,238,239,240,249,273
ヘーゲル哲学　238
ヘーゲルの学問　96
ベルナール　75,129,148,149,181
弁証術　238,239
弁証法　7,10,26,27,47,139,210,237,238,239,240,241,245,273
弁証法の実力　104

【ほ】
保温　229
哺乳類としての特殊性　182,183,185,191
ホメオスタシス　181,218
本質とは　104
本質論　5,11,27,102,103,104,105,109,120,141,147
本能　45,186,189,217,222,232,246

【ま】
慢性腎臓病　199,200,201,203,204,205,207,208,209

【み】
三浦つとむ　241

【や】
病む過程　109,110

【ゆ】
唯物論　145,146

【り】
量質転化　192,226,227,233,244
量質転化の法則　240,241
理論体系　8
臨床症候　173
臨床症候群　157,158
臨床症候名　155
臨床症状　160,161,170,173,200,203,205
臨床的観察　165

【ろ】
論理　263,266
論理学　108,210
論理像　266,268
論理とは何か　101
論理能力　105,143,144
論理の大系　101,102
論理の体系　151,153

【欧文】
CKD（→慢性腎臓病）

人間の生理構造　182,191
人間の全体像　48
人間の特殊性とは何か　44
認識　45,95,162,186,188,189,190,217,246,247,249,250,251,254,272
認識学　249,270,272
認識生理学　247
認識的実在　217,218,232,247,250
認識とは　7,245,248,250
認識の実力　97
認識の世界　60,61,63,67,105,134,135,207,248
認識の発展　87,123,124,165
認識の発展過程　166
認識論　7,26,27,139,210,237,245,247,248,249,251,270,273,274

【は】
ハーヴェー　75,129
排出　183
排泄器官　181,221,222
反映像　246,272

【ひ】
必要物質と不要物質の選別　191,192,196,202,209,218,222,223
必要物質と不要物質の選別の歪み　226,228,233
否定の否定の法則　240,241
ヒポクラテス　73,75,97,124,126,130,133,135,163,165
ヒポクラテス全集　73,125,126,127,131,134,136,140,164
病因　172,173
病気とは（何か）　68,107,112,113,122,137,138,141,147,148,149,169,178,179,191,194,203,210,213,225,244,268
病気とは何かの理論体系　178
病気に至る過程　173
病気に共通な性質（あらゆる、すべての）106,141,142,144,145,178
病気に共通な一つの筋道（あらゆる）70,71,73,76
病気の一般性　138,139,141,142
病気の一般論　149,150,191,213,225,269
病気の解明　75
病気の仮説的一般論　142,147,149
病気の共通性　85,107,108,165
病気の現象論　150
病気の現象論の構築　142
病気の構造　48,142
病気の細分化　208
病気の事実　113,127,151
病気の事実的（事実の）構造　142,165,167
病気の事実の細分化　169
病気の実像　141,143,147
病気の全体像　79,80,81,83,169,171,174
病気の像　72,141
病気の知識　67,68,70,76,85,87,108
病気の特殊性　108
病気の捉え方　165,166,169
病気の分類　74,75,76,131,162,163,165,168,178,200,201
病気の分類の歴史　164
病気の分類法　163
病気の本質　107
病気の本質論　142
病気への道　232
表象とは　214
表象（の）レベル　213,214,269,272
病態論　48,109,110,111,113,120,121,122,137,141,142,174,178,180,190,191,205,210,234,243,268
病態論とは何か　112

生命体の本質　183
生命の歴史　162,182,184,242,245
生理学　45,47,110,130,221
生理構造　109,194,225,228,231,232,242,243,244
生理構造の歪み　68,190,198,243,260
生理論とは何か　111
摂取　182,231
全体像（医療の）　5
全体像（人間の生活の）　178
選別　182,183,184,185,220,225
選別器官　180,191,216,217,222,227
選別機能　224,226,229,230,231
選別機能の歪み　233
選別の構造　183

【そ】
像　7,46,189,245,249,250,251,252,253,254,255,256,257,258,261,262,263,267,268,272,273
相互規定性　172
相互浸透　48
相互浸透性　172
相互に滅ぼし合った対立物の統一　239
像の形成　189
組織病変　203

【た】
体系化された医学　56,57,58,59,91
体系とは何か　36
代謝　217,219
代謝器官　184,189,245
代謝とは　182
対立物の相互浸透の法則　240,241

【ち】
抽象のレベル　213,214,269
チュートリアル　86,87
治療　41,42,44,61,62,64,67,68,143,161,233,267,269
治療の知識　67
治療論　109,110,120,121,137,180
治療論の構築　212

【て】
デカルト　99
哲学、論理学への道　26
哲学的医学　6
哲学的体系とは　11
哲学的問答法　238
哲学の歴史　11

【と】
ト・ティ・エーン・エイナイ　272
統括　189
統括器官　184,189
トマス・アクィナス　11,273

【な】
内部環境の恒常性の維持　181,185,186,190,191,196,222,233
内部環境の恒常性の歪み　191,192,196,202,209,226,228,233
内部環境の状態の維持　218
内部環境の変化（変動）　184,217
内部構造（人体の）　75,97,127,128,130,163,167,216,223
内包　111,210
南郷継正　12,13,249,270,272

【に】
人間社会　215
人間としての特殊性　182,185,186,190,191
人間とは（何か）　44,45
人間の一般論とは　206
人間の王国　94
人間の自然化　93

個人誕生　224
古代ギリシャの学問　95
個別科学　109
個別の病気　79,81

【さ】
細胞病理学　46,128,129
細胞病理説　135,170

【し】
シェリング　96
自己化　182,183
事実　263,266
事実像　266
事実の世界　207
自然・社会・精神の一般的な運動の法則　241
自然の人間化　93
実像　254,255,256,261,262,263,267,268,270
実体構造　225,228,229
実体的技術の発展　123,124
実体的構造の歪み　173
実体とは　226
実体の病み　174
実体の歪み　228
思弁的学問体系　97
症状の共通性　163
常態論　45,47,110,111,112,120,121,137,180,190,191,203,223,243,247
食事　232
腎疾患名　155
腎臓とは（何か）　180,190,210,243
腎臓の特殊性　216
腎臓の二重構造　219
腎臓の論理　222
腎臓病とは（何か）　191,202,203,226,233
腎臓病の一般性　200,205
腎臓病の一般論　202,209,226
腎臓病の概念　210
腎臓病の完成形態（→腎不全）
腎臓病の治療　202
腎臓病の病名　158
腎臓病の分類　157,160,161
腎臓病への過程　234
腎臓病への過程的構造論　225
腎臓病論　151,153,175,178,179,180,190,191,206,209,210,211,212,234,247
腎臓病論の一般論　193,194,196,201,210
腎臓病論の構築過程　205
腎臓論　203,223
人体生理の全体像　169
人体の機能的構造　128,129
診断　41,42,44,62,64,67,143,161,203,258,259,260,262,267,269
診断基準　208,209,210
腎不全　195,196,197,198,199,200
新弁証法　240,242,244
診療（実践）　60,147
人類の歴史　92

【す】
睡眠　229,232
ストレス　232
頭脳活動　93,104,245
頭脳の働き　93,104,246

【せ】
成果基盤型教育　54,55
生活過程　162,172,191,193,226,233,243
生活の全体像　169
精神の王国　94
生成発展　241,243
生命体的外界　215
生命体としての一般性　182,183,191

索　引


概念（とは）　115,132,208,213
概念（化）の労苦　145,146,207,210
回復過程　109,110,194
解剖学　130
海保静子　248,249
科学的看護論　26
科学的体系とは　11
学的一般教養　26
学的概念とは　207
学的作業　146
学問体系　95,97,151
学問体系とは（何か）　26,92,94,101,248
学問体系の構築　6,7,9,11,12,26,102,105,139,237,240,245,248,249,267
学問的研鑽　150,237
学問的認識　248
学問とは（何か）　92,94
学問の世界　61,105,106,134,135,207,208
学問の歴史　11,95,105
学問への道　62,93,273
影の王国　61,94
仮説実験授業　87
仮説的一般論　143,146,147,150
過超　148,230
過程的構造　173,175,190
過程的構造論　6,211,212
過程的構造論の構築　227
ガレノス　97,135,165
感覚器官　184,245,246
看護学体系の構築　96
看護学の創出　96
看護実践　96
カント　96,273
観念的実体　95,97
観念の世界　94,97,100

【き】
機能の歪み　228
機能的構造の歪み　173
機能とは　226
機能の病み　174
キャノン　181
旧弁証法　238,242,244
教育とは（何か）　31,32,253
教育内容ガイドライン　29,33,35,36,37,38,39,41,42,43,45,49,51,56,107
教科書（医学の）　73,74,76,77,78,79,80,83,84,85,86,88,113,122,123,139,141,154,158,160,161,163,164,165,170,174,177,194,196,198,199,201,211,212,219,221,253,254,257,258,262

【け】
欠乏　148,230
検査所見　161,164
現実の王国　61,94
現実の世界　60,67,94,95,97,100,105,106,134,267,270
現象的論理（現象の）　114,146
現象論　5,78,102,103,104,113,115,116,120,122,133,137,139,140,141,142,151,153,175,178,179,190,191,205,206,209,210,234
現象論とは（何か）　77,121,123,136
現代医療の大欠陥　70
原理的医学体系　6

【こ】
構造的論理　146
構造論　5,27,63,64,102,103,104,109,110,112,113,120,121,122,137,140,141,142,151,178,179,209,210,211,212,234
五感器官　254,255,268
五感情像　255

# 索　　引


【あ】

アリストテレス　11,97,135,148,165,230,238,249,272,273

【い】

医学教育　25,38,44,45,48,59,68,69,85,87,92,104,106,119,139,175,256

医学教育改革　8,28,29,30,31,32,35,37,41,49,51,52,53,54,67,100,107,119

医学教育実践　88

医学教育とは（何か）　64,65

医学教育の指針　43

医学教育モデル・コア・カリキュラム　29,33,37,51,53,54,55,107

医学教育論　65

医学原論（とは）　5,6,30,38

医学書（現代の）　113,114,116,126,127,130,131,132,134,135,140,153,196,198,243

医学体系　5,27,38,42,48,60,61,64,65,67,91,92,99,100,119,120,153,176,209

医学体系とは（何か）　59,101

医学体系の構造　110

医学体系（の）構築　6,7,8,57,63,97,98,106,135,138,149,175,205,240,247,273

医学体系の全体像　151

医学哲学　5,6

医学と医療の関係　59,62,67

医学とは（何か）　59,109,120,179

医学の体系化　25,26,62,165,201,238,248,274

医学の本質　109,120

医学の歴史　176

医師国家試験　52,89,90,154

医師像　39,40,55

医師とは（何か）　32,39,40,42,44

一般教養　26

一般性　178

一般論　27,45,63,64,102,103,104,137,141,148,179,211,234,268,274

遺伝子病理説　136

医療過誤　27,28,41,64,100,119

医療実践　26,27,59,60,61,64,65,67,91,96,97,99,100,119,122,130,134,138,139,207,273

医療実践論　65

医療とは　59

医療の発展史　124

医療の歴史　128,176,200

医療の歴史的な発展過程　123

医療ミス（→医療過誤）

【う】

ウィルヒョウ　46,128,129,135,170

運動　232

運動器官　184,189,245

運動形態　182,186,224,230,231

運動と代謝の二重構造化　183,185

【え】

エンゲルス　240,241

【お】

澤瀉久敬　98,99,100

【か】

外延　111,210

外界　93,255

外界との相互浸透　186,191,193,215,216,223,225,226,229,232,233,234,244

外界の人間化　93

外界の反映　186,189,253,254

概念化とは　207

概念規定　192

著者　瀬《せ》江《ごう》　千《ち》史《ふみ》

東北大学医学部卒業、医学博士。医学への道を志すも、未だ学問の名に値する医学の存在しないことを知り、医学の体系化こそ自らの生涯を懸ける対象と決意し、医療を学的実践の場として理論化への道を歩む。爾来十有余年にして体系化の骨格を構築し得、その本質論的一般論として「医学の復権」（現代社）を世に問う。
その後、医学原論の理論的展開を計るべく、その構造論である常態論、病態論、治療論に専心す。理論医学研究会代表幹事。

著書　『改訂版・育児の生理学』（現代社）
『看護の生理学（1）～（3）』（共著、現代社）
『医学の復権』（現代社）
『看護学と医学（上）（下）』（現代社）
『医学教育概論（1）～（6）』（共著、現代社）
『新・頭脳の科学（上）（下）』（共著、現代社）

医学原論（上巻）
――医学教育 講義――

2017年12月１日　第１版第１刷発行©

著　者　瀬　江　千　史
発行者　小　南　吉　彦
印　刷　壮光舎印刷株式会社
製　本　誠製本株式会社

発行所　東京都新宿区早稲田鶴巻町514番地（〒162-0041）　株式会社　現　代　社

電話：03-3203-5061　振替：00150-3-68248

＊落丁本・乱丁本はお取り替えいたします

ISBN 978-4-87474-183-2 C3047